W0257458

ZWANGLOSE ABHANDLUNGEN AUS DEN GRENZGEBIETEN DER
PÄDAGOGIK UND MEDIZIN

HERAUSGEGEBEN VON
TH. HELLER-WIEN UND **G. LEUBUSCHER**-MEININGEN

HEFT 1

DIE
NEUROSEN UND PSYCHOSEN DES PUBERTÄTSALTERS

VON

DR. **MARTIN PAPPENHEIM** UND DR. **CARL GROSZ**
LANDESGERICHTSPSYCHIATER IN WIEN

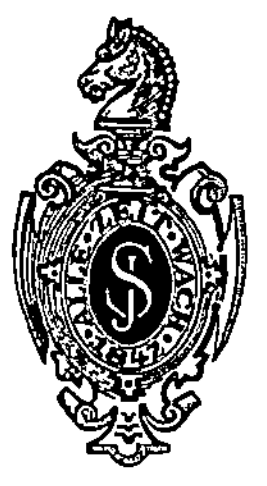

BERLIN
VERLAG VON JULIUS SPRINGER
1914

Als weitere Beiträge werden demnächst erscheinen:

Dr. med. et phil. **L. Hirschlaff** (Berlin): Suggestion und Erziehung.

Universitätsprofessor Dr. **E. Redlich** (Wien) und Dr. **E. Lazar,**
Vorstand der Heilpädagogischen Abteilung an der k. k. Uni-
versitätskinderklinik in Wien: Über kindliche Selbst-
mörder.

Dr. **G. Poelchau,** Schularzt in Charlottenburg: Die wichtigsten chronischen Krankheiten des Schulkindes und
die Mittel zu ihrer Bekämpfung. Mit besonderer
Berücksichtigung der Tuberkulose.

Regierungsrat Professor Dr. **L. Burgerstein,** Privatdozent an der
Universität Wien: Gesundheit und Nachwuchs.

In weiterer Folge:

Professor Dr. **Karl Roller,** Privatdozent an der techn. Hochschule
in Darmstadt: Über Hausaufgaben.

Universitätsprofessor Dr. **Fr. Kiesow** (Turin): Uber das Gedächtnis.

Dr. **P. Ranschburg,** Privatdozent an der Universität und Direktor
des staatlichen Institutes für experimentelle Psychologie, Buda-
pest: Experimentell-psychologische Untersuchungen
über die geistige Leistungsfähigkeit normal und
pathologisch schwacher Schüler.

Dr. **Bender,** Schulärztin in Breslau, Dr. **Thiersch,** Medizinalrat
in Dresden, Professor Dr. **Kemsies** (Berlin): Die Frage der
hygienischen Unterweisung in den Schulen vom
Standpunkt des Arztes und des Pädagogen.

ZWANGLOSE ABHANDLUNGEN AUS DEN GRENZGEBIETEN DER
PÄDAGOGIK UND MEDIZIN

HERAUSGEGEBEN VON
TH. HELLER-WIEN UND G. LEUBUSCHER-MEININGEN

HEFT 1

DIE
NEUROSEN UND PSYCHOSEN DES PUBERTÄTSALTERS

VON

DR. MARTIN PAPPENHEIM UND DR. CARL GROSZ
LANDESGERICHTSPSYCHIATER IN WIEN

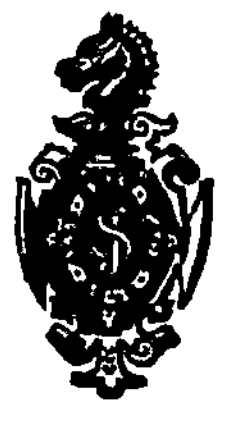

BERLIN
VERLAG VON JULIUS SPRINGER
1914

ISBN 978-3-642-88903-5   ISBN 978-3-642-90758-6 (eBook)
DOI 10.1007/978-3-642-90758-6

Alle Rechte, insbesondere das der Übersetzung in fremde Sprachen,
vorbehalten.

Vorwort der Herausgeber.

Die Pädagogik unserer Zeit hat eine geradezu universelle Bedeutung erlangt. Es gibt kaum ein Gebiet menschlichen Strebens und moderner Bildung, zu welchem die Pädagogik nicht in irgend einer Beziehung steht. Allen voran ist es die Medizin, welche nach den verschiedensten Richtungen hin befruchtend auf die Pädagogik einwirkt.

Die praktische Medizin hat nicht bloß die Aufgabe, zu heilen, sondern auch die, Krankheiten zu verhüten. In dieser Hinsicht obliegt ihr die Erziehung der Menschheit zu einer besseren, vernünftigeren, naturgemäßen Lebensführung. Daß diese Aufgabe zunächst und am wirkungsvollsten der Jugend gegenüber zu erfüllen ist, bedarf heute kaum mehr einer Begründung. Auf dem Boden der Schulhygiene durchdringen sich pädagogische und medizinische Einwirkungen. Die Notwendigkeit hygienischer Überwachung und Belehrung in den Schulen hat die Institution der Schulärzte hervorgerufen, die gegenwärtig zum Heile der Jugend einen immer weiteren Ausbau erfährt.

Die Tätigkeit der Schulärzte darf sich nicht nur, wie das bisher meist der Fall ist, auf eine Untersuchung der Schulkinder und eine Feststellung vorhandener Leiden und Gebrechen beziehen, sondern muß vor allen Dingen eine Beseitigung der krankhaften Störungen zum Ziele haben. Deshalb gehören in den weiteren Rahmen der Schularzttätigkeit alle Einrichtungen und Maßnahmen, die zu einer Erhöhung der Widerstandskraft und einer Kräftigung des jugendlichen Körpers führen, wie Schulspeisungen, Waldschulen, Kinderheime in Sol- und Seebädern u. dgl. und ferner auch Einrichtungen, die die Behandlung der Kinder herbeiführen und erleichtern, Schulschwestern, Schulpolikliniken, Schulzahnkliniken u. dgl. mehr.

Die Wirksamkeit der Schulärzte kann aber erst dann volle
Bedeutung erlangen, wenn die Lehrerschaft Verständnis für alle
hier in Betracht kommenden Fragen gewinnt. Noch höher wird
diese Forschung zu bewerten sein, wenn man bedenkt, daß die
Lehrerschaft vielfach nicht bloß die hygienische Erziehung der
Jugend, sondern auch die der sonstigen Bevölkerung zu besorgen
hat, welche, in engen Verhältnissen lebend, keine Beziehungen
zu den Kulturzentren und ihren Bestrebungen unterhält. Aufklärung und Fortbildung des Lehrerstandes erscheint als eine der
wichtigsten kulturellen Aufgaben der Gegenwart.

Die moderne Pädagogik ist eine empirische Wissenschaft
geworden. Ihre wichtigste Grundlage ist die Psychologie des
Kindes. Die naturgemäße Entwicklung des kindlichen Seelen-
lebens bildet die Richtlinie für alle erziehlichen und unterricht-
lichen Einwirkungen. Die Psychologie des Kindes stützt sich vielfach auf Tatsachen, die uns die biologische und physiologische
Erforschung der Kindheit vermittelt. In Rücksicht auf den Umstand, daß eine der wichtigsten Methoden der Psychologie, die
Selbstbeobachtung, bei Kindern versagt, sind wir vielfach auf die
psychologische Interpretation physiologischer und biologischer
Tatbestände angewiesen. Die Fortschritte dieser medizinischen
Erkenntnisse ergeben daher in mancher Hinsicht die Voraussetzung
für die Entwicklung der modernen Kinderpsychologie und somit
auch der exakten Pädagogik.

Eines der wichtigsten Probleme der praktischen Pädagogik
bildet das der körperlichen Erziehung. Es erscheint aber
unmittelbar klar, daß die Leibesübungen nur dann von segens-
reichen Wirkungen begleitet sein können, wenn sie die natürliche
Entwicklung begünstigen und in genauer Übereinstimmung mit
dem Kräftezustand der betreffenden Altersstufe stehen. Soll
auf diesem Gebiete pädagogischer Übereifer nicht Nützliches in
Schädliches verkehren, so erscheint es als unabweisbare Forderung,
den genauern Kennern der physischen Verhältnisse der Jugend,
den Ärzten, einen Einfluß in Sachen der körperlichen Erziehung
zuzugestehen. Die Grenzen, innerhalb deren Leibesübungen ge-
pflegt werden dürfen, muß der pädagogisch orientierte Arzt, somit
der Schularzt, vorzuzeichnen in der Lage sein.

In vielen Fragen der geistigen Erziehung, namentlich in
solchen, die das vorschulpflichtige Alter betreffen, wenden sich

besorgte Eltern zumeist an den Arzt, vor allem an den Kinderarzt. Eine besondere Ausbildung in pädagogischen Dingen hat der Kinderarzt in der Regel nicht erhalten, es fehlt ihm an Gelegenheit, sich mit den Ergebnissen der modernen Pädagogik hinlänglich vertraut zu machen. Sein Urteil in Erziehungsfragen ist daher oft von zufälligen Erfahrungen bestimmt; da er solche zumeist an körperlich kranken Kindern, demnach unter Ausnahmsverhältnissen, gesammelt hat, so treffen sie hinsichtlich der Leitung und Führung gesunder Kinder nicht immer zu. Hier beginnt sich ein bemerkenswerter Umschwung zu vollziehen: Eine nicht geringe Zahl hervorragender Kinderärzte ist in nähere Beziehung zur pädagogischen Forschung getreten, und gerade in letzter Zeit haben Ärzte an wichtigen experimentell-pädagogischen Untersuchungen teilgenommen und diese tatkräftig gefördert. Immerhin erscheint es unter den gegenwärtigen Verhältnissen, da der laienhaften Pädagogik die wissenschaftliche Richtung immer deutlicher entgegentritt, als Notwendigkeit, Kinderärzte mit den Ergebnissen der modernen Erziehungskunde vertraut zu machen. Während demnach der Arzt in vieler Hinsicht dem Pädagogen gegenüber als der Gebende erscheint, wird er hier der Empfangende sein und dann, pädagogisch hinreichend orientiert, den Eltern wertvolle, wissenschaftlich begründete Ratschläge erteilen können.

Der Pädagoge befaßt sich auch mit Kindern, deren Seelenleben pathologisch verändert ist. Es bedarf keiner näheren Begründung, um darzutun, daß die Erforschung des kindlichen Schwachsinns, der psychopathischen Konstitutionen, der zahllosen Übergangsformen zwischen geistiger Gesundheit und Krankheit den Arzt ebenso wie den Pädagogen interessieren müssen, daß das gesamte Gebiet der Psychopathologie des Kindesalters ein gemeinsames Arbeitsfeld der Medizin und Pädagogik darstellt. Aber auch die Bildung der Taubstummen und Blinden enthält zahlreiche Probleme, die nur unter ärztlicher Mitwirkung gelöst werden können. Dies bezieht sich gleichfalls auf die Fürsorge für Schwerhörige und Schwachsichtige, die erst in neuester Zeit die nötige Beachtung gefunden hat. Sprachheilkunde, Krüppelfürsorge und verwandte Gebiete haben sich neuerdings, dank vereinter Bemühungen von Ärzten und Pädagogen, machtvoll entwickelt.

Eines der schwierigsten Kapitel der sozialen Erziehung betrifft die Fürsorgeerziehung verwahrloster oder von der Verwahrlosung bedrohter Jugendlicher. Hier haben ärztliche Untersuchungen ergeben, daß ein nicht unbeträchtlicher Prozentsatz dieser Gefährdeten mit geistigen Defekten derart behaftet ist, daß nur eine ärztlich-pädagogische Behandlung Erfolge verheißen kann. Die Fürsorgeerziehung reiht sich somit jenen Gebieten an, auf welchen ein vereint ärztlich-pädagogisches Vorgehen erforderlich erscheint.

Die Vertreter der modernen exakten Pädagogik sind unablässig bestrebt, durch Entwicklung der Methodik ihre Untersuchungen fruchtbarer und umfassender zu gestalten. Bei der pädagogischen Einzelforschung käme es vor allem darauf an, in klaren Zügen pädagogische Befunde darzulegen, ein Verfahren auszubilden, das der medizinischen Diagnostik zur Seite zu stellen wäre. Die klinischen Forschungsmethoden könnten auf den Gebieten der pädagogischen Pathologie vorbildlich erscheinen; hier würde eine einheitliche Terminologie die gemeinsame Arbeit außerordentlich fördern.

So ergeben sich in materialer und in formaler Hinsicht nach verschiedenen Richtungen Berührungen zwischen Pädagogik und Medizin, welche — soferne eine Vertiefung und Ausgestaltung dieser Beziehungen erfolgt — beiden Teilen zu höchstem Nutzen, dem heranblühenden Geschlecht zum Segen gereichen müssen!

Die Sammlung zwangloser Abhandlungen aus den Grenzgebieten der Pädagogik und Medizin, deren erstes Heft hiermit erscheint, soll diesen Aufgaben dienen und die gemeinsame Arbeit von Medizinern und Pädagogen nach jeder Richtung hin fördern.

Vorwort der Verfasser.

Die Darstellung der Neurosen und Psychosen des Pubertätsalters auf einem ziemlich begrenzten Raume bot gewisse Schwierigkeiten. Umfaßt ja das behandelte Thema außer dem umfangreichen Grenzgebiete zwischen Neurologie und Psychiatrie auch fast
das ganze Gebiet der Psychiatrie im engeren Sinne. Wir konnten
daher die uns gestellte Aufgabe nicht ohne verschiedene Beschrän-
kungen des weitausgreifenden Themas erledigen. So widmeten
wir vor allem nur jenen Krankheitsbildern eine ausführliche Besprechung, die, sei es durch ihre Häufigkeit, sei es durch ihre
eigenartige Färbung, für die Pubertät von besonderer Bedeutung sind — namentlich den Psychopathien und der Dementia
praecox. Von Zitaten und von der Auseinandersetzung wissen-
schaftlicher Streitfragen haben wir, so weit als möglich, abgesehen.
Dadurch sind einerseits manche verdiente Forscher etwas kurz
gekommen, tragen andererseits manche der vorgetragenen Anschauungen einen mehr subjektiven Charakter. Sehr bedauern
müssen wir es, daß wir mit Rücksicht auf die räumliche Ökonomie
nicht in der Lage waren, mehr und ausführlichere Krankheitsge-
schichten zu bringen. Hätten wir aber das getan, so hätte die
Darstellung weniger umfassend und weniger wissenschaftlich werden müssen, während wir gerade auf eine auch wissenschaftlichen
Ansprüchen möglichst genügende Ausgestaltung Wert legten,
die auch dem ärztlichen Praktiker manches Neue bieten dürfte.
Schließlich konnte auch differentialdiagnostischen Erwägungen
nur ein relativ geringer Raum gegönnt werden, nicht als ob die
differentialdiagnostischen Schwierigkeiten gering wären, sondern
deshalb, weil die Kreise, für die diese Abhandlung hauptsächlich bestimmt ist, nicht schwierige Diagnosen stellen sollen, weil
ihnen vielmehr die Kenntnis der nervösen und psychischen Erkrankungen der Pubertät nur den Blick für deren Frühsymptome

schärfen und sie veranlassen soll, beim Bestehen auffälliger Symptome den Kranken möglichst bald dem sachkundigen Arzte vorzuführen.

Das verwendete krankengeschichtliche Material entstammt zum Teil privaten Beobachtungen, zum Teil der Heidelberger psychiatrischen, zum größten Teil der Wiener psychiatrischen und Nervenklinik. Dem Direktor der Heidelberger Klinik, Herrn Prof. Nissl, und dem Vorstande der Wiener Klinik, Herrn Hofrat Prof. Wagner v. Jauregg, sei auch an dieser Stelle unser bester Dank für die Erlaubnis zur Verwertung des Materials ausgesprochen.

Wien, im März 1914.

Inhaltsverzeichnis.

Einleitung.

Das sogenannte Pubertäts- oder Entwicklungsalter ist
eine Zeit, in der sich zwar nicht, wie manchmal geglaubt wird,
ein völliger Umschwung der psychischen Entwicklung vollzieht,
in der aber wohl — ebenso wie auf körperlichem, so auch auf geistigem
Gebiete — die vorhandenen Anlagen eine besonders üppige Ent-
faltung erfahren, in der sich körperlich und geistig ein Wachstum
vollzieht, wie in keiner Periode der individuellen Entwicklung
mit Ausnahme der ersten Kinderjahre.

Auf körperlichem Gebiete macht sich in dieser Zeit ein
beschleunigtes Wachstum des Skeletts und eine im Verhältnis zu
den vorhergehenden und folgenden Jahren gesteigerte Gewichtszunahme bemerkbar; innerhalb dieses Zeitraumes kommt es zum
Abschluß der Geschlechtsentwicklung — dieser Vorgang gab der
Lebensperiode ihren Namen —, zum Eintritt der Geschlechtsreife,
die sich beim Manne in der Absonderung der die Samenkörperchen
enthaltenen Samenflüssigkeit — in der Regel zwischen dem 15.
und 18. Lebensjahre —, beim Weibe im ersten Auftreten der Menstruation — meist zwischen dem 14. und 16. Jahre — zeigt. Für
den Zeitpunkt des Eintritts der Geschlechtsreife beim Weibe sind
verschiedene Faktoren von Bedeutung. Maßgebend sind vor allem
Verschiedenheiten der Rasse, während ein Einfluß der klimatischen
Verhältnisse zweifelhaft ist. Auch das Milieu, die Lebensweise,
die sittlichen Verhältnisse, in denen das Mädchen aufwächst,
scheinen eine gewisse Wirkung zu haben. Mädchen aus der Großstadt und aus höheren Ständen sollen im Durchschnitt früher
menstruiert werden als die Mädchen vom Lande und aus den unteren
Volksschichten, verwahrloste und verdorbene Mädchen früher als
solche aus einem guten Milieu. Auch dem Temperament wird
ein gewisser Einfluß zugeschrieben: bei sanguinischen Mädchen
soll sich die Menstruation durchschnittlich früher einstellen als bei

phlegmatischen. In pathologischen Fällen kann es zu einer sehr frühzeitigen Entwicklung oder aber zu einer Verzögerung der Geschlechtsreife kommen.

Die Entwicklung der sogenannten sekundären Geschlechtsmerkmale auf körperlichem Gebiete — Eigentümlichkeiten des Skelettbaues, Behaarung u. dgl. — ebensowohl wie in der psychischen Sphäre setzen schon in den der Geschlechtsreife vorausgehenden Jahren ein. In der Tierreihe und bei den unter natürlicheren Verhältnissen lebenden Menschen — bei vielen Romanen, seltener in Deutschland — fällt die Erlangung der Geschlechtsreife ungefähr mit dem Abschluß des Skelettwachstums und dem Maximum des Körpergewichts zusammen. Dieser „Naturtypus" soll um diese Zeit auch seine völlige geistige Reife und Selbstständigkeit erlangen, während bei dem andern, immer häufiger werdenden, namentlich in Amerika vorwaltenden Entwicklungstypus, dem „Kulturtypus", die Gewichts- und Wachstumskurve einen viel länger dauernden Pubertätsanstieg zeigen, bis über das 30. Lebensjahr hinausgehen soll. Auch die geistige Reifung soll sich bei diesem Typus viel langsamer vollziehen und erst gegen das 40. Lebensjahr und noch später seinen Abschluß erfahren.

Als den Zeitraum der stärksten psychischen Entwicklung, in welchem es auch am leichtesten zu Störungen und Schädigungen der Entwicklung kommen kann, wird man wohl im allgemeinen das Alter von 12—20, unter Umständen bis 24 oder 25 Jahren ansehen dürfen. Es ist jenes Alter, in dem sich beim Normalen aus den schwankenden Zügen der Kindheit die bleibende psychische Wesensart formt, deren Ideal wir in dem Bilde einer einheitlichen, in sich geschlossenen und gefestigten Persönlichkeit erblicken, einer Persönlichkeit, die, aufnahmsfähig für die Einflüsse der Umwelt, empfänglich für Lust und Unlust, starken und tiefen Gefühen zugänglich, dennoch genügende Widerstandsfähigkeit besitzt, um sich den Einwirkungen der Außenwelt nicht restlos hinzugeben, einer Persönlichkeit, deren Antriebe und Affekte von höheren Gefühlen zweckmäßig reguliert werden, deren Denken und Handeln Konsequenz aufweist, deren psychische Funktionen während des ganzen Lebenslaufs eine gewisse Konstanz und Kontinuität zeigen.

Dieser Entwicklungsgang ist sehr kompliziert. Ist doch das Charakteristikum der kindlichen Psyche der Mangel an Einheitlichkeit und Geschlossenheit, die große Beeinflußbarkeit, die Wandelbarkeit der Stimmung, die Ablenkbarkeit der Aufmerksamkeit und der Interessen, die geringe Ausbildung der seelischen Hemmungen, das Überwiegen egoistischer Antriebe, die Herrschaft der Begierden und Affekte. Konkrete Vorstellungen erfüllen das Seelenleben des Kindes, die kausalen und logischen Beziehungen der Objekte sind ihm unbekannt. Produkte der Phantasie beherrschen sein Denken, Erlebtes und Erträumtes verschwimmen ineinander, Wahrheit und Lüge fließen ineinander über. Manche Störungen der späteren Lebensalter — phantastische Entgleisungen, pathologische Lügen, hysterische Erscheinungen — sind bloße Steigerungen dieser normalen Eigenschaften des Kindes.

Die Pubertät hat die Umarbeitung dieser Funktionen zu besorgen. In ihr vollziehen sich Verschiebungen der psychischen Struktur, die für das weitere Leben meist grundlegende Bedeutung erlangen. Abstrakte Vorstellungen treten in den Vordergrund, während die konkreten im allgemeinen an sinnlicher Lebhaftigkeit verlieren; die Wirklichkeit trennt sich allmählich von der Phantasie; eigene Urteile werden gebildet, selbständige Überlegungen leiten das Handeln. Eine Umwertung der Lebenswerte vollzieht sich, sittliche Gefühle gewinnen an Stärke, Vorstellungen von Pflicht und Verantwortung regen sich, altruistische Neigungen verdrängen die egoistischen Begierden des Kindes.

Diese Entwicklung, die für jeden einzelnen Menschen verschieden, die so mannigfaltig ist wie die Anlage des Individuums, vollzieht sich in der Regel nicht ruhig und gleichmäßig; schon innerhalb der Breite der Norm kommt es unter der Fülle verschiedenartigster innerer und äußerer Einwirkungen zu allerhand Schwankungen und Unregelmäßigkeiten, zu Entgleisungen und Abweichungen von einer geradlinigen Entwicklung.

Das schnelle Wachstum der Körperorgane, namentlich des Herzens und der Lungen, kann zu Störungen ihrer Funktionen, aber auch zu allgemeiner Unterernährung und zum raschen Umsichgreifen krankhafter Keime — vor allem der Tuberkulose — führen und auf diese Weise die psychische Entwicklung schädigen. Die Tätigkeit der Drüsen mit innerer Sekretion ändert sich in diesen Jahren: Die Thymusdrüse nimmt wesentlich an Gewicht ab, während die Schilddrüse ihre Tätigkeit steigert. Schwellungen der Schilddrüse sind in diesem Alter sehr häufig. Störungen der inneren Sekretion verschiedener Drüsen setzen, wie wir sehen werden,

mit Vorliebe im Pubertätsalter ein. Die Bedeutung der Geschlechtsdrüsen tritt in den Vordergrund; die Entwicklung der Geschlechtsorgane führt dem Gehirn neue Reize zu, beeinflußt das Gefühls-
und Vorstellungsleben in mannigfacher Weise. Das rapide Wachstum der Knochen und Muskeln bedarf neuer regulierender psychischer Vorgänge zur Bewältigung des geänderten Mechanismus.

Das Anstürmen neuer Reize und Anforderungen, die für die
Mehrzahl der Bevölkerung schon in den ersten Jahren der Pubertät
durch das Hinaustreten in den Beruf, den Milieuwechsel, die Erwer-
bung einer gewissen Selbständigkeit, die Erweiterung des Lebens-
kreises, den Mangel an häuslicher Aufsicht gegeben sind, gewinnt
eine große Bedeutung für die psychische Entwicklung. Bringt
ja dieses Alter seit jeher eine Änderung der sozialen Position mit
sich, die sich in alten Zeiten auch in äußeren Merkmalen — Anlegen
der Toga virilis bei den Römern, Übergabe von Schwert und Schild
bei den Germanen u. dgl. — zeigte. Schlechte Beispiele unter den
Berufsgenossen, schädliche Vergnügungen, der in diesem Alter
häufig einsetzende Genuß des Alkohols, zufällige sexuelle Erlebnisse,
die bisweilen das ganze künftige Geschlechtsleben zu beeinflussen
vermögen, können ihre schädlichen Wirkungen entfalten.

Der gemeinsame Einfluß der erwähnten inneren und äußeren
Faktoren erzeugt die auffälligen Erscheinungen dieses Lebens-
alters, die seine Bezeichnung als „Flegeljahre“ des Knaben, als
„Fratzenjahre“ oder „Backfischalter“ des Mädchens veranlaßten.
Die Schwierigkeit der Bewältigung des veränderten körperlichen
Instruments schafft die Ungeschicklichkeit und Eckigkeit der
Bewegungen, die wir namentlich beim männlichen Teile der Jugend
antreffen. Das Gefühl der wachsenden Kraft bringt eine Steigerung
der Vitalität, ein gewisses Ungestüm mit sich, führt zu einer Erhöhung des Selbstgefühls, veranlaßt oft übermütige Streiche,
prahlerische Erzählungen, dichterische Ergüsse, erzeugt bisweilen
eine Neigung zu Grausamkeiten gegen Schwächere, zum Verspotten
Gebrechlicher, ruft das Gefühl der Überlegenheit über Eltern
und Lehrer, auflehnendes Verhalten gegenüber Vorgesetzten hervor.
Die große Zahl neuartiger Erlebnisse, die unter den geänderten
Verhältnissen auf das Individuum einstürmen, die es in sich ver-
arbeiten, zu denen es Stellung nehmen muß, beeinträchtigen
die Gleichmäßigkeit der Stimmung, steigern die Empfindlichkeit
gegen alle Reize, schaffen einen Zustand von Labilität des Seelen-

lebens, die das Zeitalter der Entwicklung als kritische Zeit erscheinen läßt. Ausgelassener Übermut wechselt grundlos mit Zuständen weltschmerzlerischer Verstimmung, kleine Kränkungen können tiefe Depressionen erzeugen, geringe Anerkennung vermag das Selbstbewußtsein mächtig zu heben. Das Werden einer neuen Persönlichkeit wird oft von den Heranwachsenden, bald traurig-wehmütig, bald freudig-stolz empfunden. Die theoretischen Schulkenntnisse versagen gegenüber den immer neuen Erfahrungen des praktischen Lebens, die den Büchern und der Phantasie entnommenen Vorstellungen sind der Wirklichkeit nicht genügend angepaßt. Ideale Begeisterungen, aber auch Überschwang in Haß und Verachtung, sentimentale Träumereien und starke Affektausbrüche treten zutage. Die Unselbständigkeit des Urteils im Verein mit der dem Kraftgefühl entspringenden Sucht überall mitzureden und mitzutun führt zur Nachahmung der erwachsenen Bekannten, zum selbstbewußten Nachsprechen fremder Ansichten. Das Erwachen des Geschlechtslebens zeigt sich in einer unklaren inneren Unruhe, im Gefühle eines „dunkeln Dranges", beim Mädchen oft in Koketterie und in zärtlicher Fürsorge für jüngere Geschwister und fremde Kinder und führt zu schwärmerischen Zuneigungen für Angehörige des anderen Geschlechts, Berufsgenossen und Tanzstundenbekanntschaften, Leutnants und Bühnenhelden. Bisweilen erwecken mit Wollustgefühlen verbundene Pollutionen den Trieb zu sexueller Betätigung; oft kommt es, obwohl das Verlangen nicht sehr deutlich oder doch nicht groß ist, durch Nachahmung und Verführung zu allerhand geschlechtlichen Betätigungen, insbesondere sehr häufig, bei Knaben öfter als bei Mädchen, zur systematischen Ausübung der Masturbation.

Über körperliche Beschwerden — häufige Kopfschmerzen, bisweilen auch Schwindelgefühl, Herzklopfen, Kurzatmigkeit, Gefühl von Beklemmung — wird in diesem Alter nicht selten geklagt. Bei Mädchen ist die Menstruation mitunter von Verdauungsstörungen, Kreuzschmerzen, Gefühl von Ziehen im Unterleibe, von Spannung in der Brust und dergleichen begleitet.

Finden sich so in der Pubertät schon unter normalen Verhältnissen allerlei auffällige Erscheinungen, so kann es unter abnormen Umständen zu schweren Störungen kommen. So bildet denn dieses Alter eine bevorzugte Zeit einerseits für die Entstehung oder Steigerung von Störungen, die aus einer abnormen Anlage hervorwachsen (endogene Störungen), andererseits für das Auftreten von nervösen und psychischen Störungen infolge von äußeren Einwirkungen, von Bakterien, Giften, Erschöpfung usw. (exogene Störungen). (Natürlich ist diese Zweiteilung der ursächlichen Faktoren in endogene und exogene nicht streng durchzuführen, da ja eine unausgesetzte Wechselwirkung zwischen innerer Veranlagung und äußeren Einflüssen besteht; es gibt daher auch keine ausschließlich endogenen und exogenen, sondern nur überwiegend endogene und exogene Störungen.)

Die abnorme innere Veranlagung kann sich in verschiedener Form äußern: einerseits in Abweichungen der Komponenten der Intelligenz und der Persönlichkeit (der Gefühle und Triebe, der Stimmungen, der Strebungen und Ziele, der Interessen und Bedürfnisse, der Wertungen und Anschauungen) von der Norm und in der Neigung, auf Erlebnisse in abnormer Weise seelisch zu reagieren (reaktive Abnormität, Hellpach), andererseits in der Neigung zum spontanen, von Erlebnissen unabhängigen Auftreten psychischer und nervöser Störungen (produktive Abnormität, Hellpach). Diese Störungen können sich beim einzelnen Individuum in verschiedenster Weise mit einander kombinieren.

Dem Pubertätsalter kommt für die Auswirkung der abnormen Veranlagung in mehrfacher Hinsicht eine Bedeutung zu, indem sich in ihm häufig Abweichungen der die Persönlichkeit zusammensetzenden Vorgänge einstellen, die sich — das ist namentlich bei leichteren Graden abnormer Veranlagung der Fall — im Laufe der Weiterentwicklung wieder ausgleichen können, indem andererseits gewisse spontan auftretende und wieder schwindende krankhafte Erscheinungen (Anfälle von kurzer, Phasen von längerer Dauer) mit Vorliebe in ihm zum ersten Male zum Ausbruch gelangen.

Die leichten Formen des Schwachsinns.

Auf intellektuellem Gebiete gibt es eine unermeßliche Vielheit fließender Übergänge von höchster geistiger Produktivität über die Mannigfaltigkeit normaler intellektueller Begabung, über die Beschränktheit und Dummheit, über die leichten und schweren Formen des Schwachsinns bis zu dessen tiefsten Stufen, der Idiotie. Im Rahmen dieser Abhandlung interessieren uns nur die leichten und leichtesten Grade des Schwachsinns (der Imbezillität; die leichtesten Grade werden auch als Debilität bezeichnet), da sie sich nicht selten erst in der Pubertät deutlich bemerkbar machen. Junge Menschen, die in der Schule ganz gut mitgekommen sind, bleiben später hinter den Leistungen ihrer Altersgenossen zurück. Oft tritt eine auffällige Inkongruenz zwischen verschiedenen intellektuellen Fähigkeiten zutage. Bisweilen zeigt sich eine gewisse Begabung auf künstlerischem oder dichterischem Gebiete, die mit der sonstigen intellektuellen Schwäche kontrastiert und die mitunter zu ganz anerkennenswerten Leistungen führt, oft aber zu exzentrischen Produktionen Anlaß gibt. Manche Imbezille verfügen über ein ungenaues Gedächtnis, verwechseln und vermischen Erinnerungsbilder, reproduzieren bei der Wiedergabe von Erlebnissen Nebensächliches, während sie Wichtiges vergessen. Ein Teil von ihnen ersetzt die Ausfälle durch die Tätigkeit einer regen Phantasie, die allerdings nur ärmliche Produkte zutage fördert. Bei anderen Schwachsinnigen ist das Gedächtnis, namentlich für manche Einzelgebiete, sehr gut; sie speichern dann mitunter ein großes mechanisches Wissen auf, über das sie aber nicht frei und selbständig zu verfügen vermögen.

Mit der Intelligenzschwäche können sich die verschiedensten Persönlichkeitsmerkmale kombinieren, wodurch die Bilder des Schwachsinns ebenso mannigfaltig werden wie die zahllosen Varianten der normalen Persönlichkeit. Hier seien einige Typen hervorgehoben: Oft verbindet sich mit dem Schwachsinn eine geringe Nachhaltigkeit im Gefühlsleben, die die Wirkung von Ermahnungen und Strafen bald verblassen läßt und eine mangelhafte Ausbildung der sittlichen Gefühle bedingt, obwohl die entsprechenden Vorstellungen bei den leicht Imbezillen und Debilen vorhanden sind. Begriffe wie Freundschaft und Liebe, Dankbarkeit und Pflicht, Wahrheitsliebe, Ehrgeiz, Schamgefühl und Reue sind diesen Persönlichkeiten zwar bekannte, aber wenig gefühlsbetonte Vorstellungen, die hinter dem Komplex des eigenen Ich in den Hintergrund treten. Doch gibt es auch gutmütige, treuherzige, verläßliche Typen unter den Imbezillen, die sich in einem beschränkten Wirkungskreise, in dem sie ruhig und wunschlos dahinleben, mit Nutzen verwenden lassen.

Oft paart sich mit der geistigen Schwäche eine Überschätzung der eigenen Person mit eitler Renommisterei und einsichtslosem

Festhalten an vorgefaßten Meinungen. Im Gegensatz dazu sind andere Debile schüchtern und zaghaft, kleinmütig und ohne Selbstvertrauen, gedrückt und scheu, lassen sich herumstoßen und ausbeuten, sind dankbar für jedes freundliche Wort, verkriechen sich aber vor jedem feindlichen Zusammentreffen. Auf eigene Füße gestellt, versagen sie oft; sie leiden sehr unter den Härten des Kampfes ums Dasein und suchen sich ihnen — namentlich im Entwicklungsalter mit seiner gesteigerten Verletzlichkeit — manchmal nach geringfügigen Kränkungen durch Selbstmord zu entziehen.

Viele Imbezille sind leicht beeinflußbar und der Verführung besonders zugänglich; sie geraten durch schlechte Einflüsse oder in einem Wirkungskreise, der ihre Kräfte übersteigt, leicht auf Abwege, begehen kleine Diebstähle, betteln, verfallen dem Alkohol und der Landstraße. Junge Mädchen lassen sich durch ihre Hausgenossen verführen und ergeben sich, wenn ihre Freude an Äußerlichkeiten geweckt wird und ihre Lust zur Arbeit abnimmt, der Prostitution. Bei beiden Geschlechtern bedarf die Pubertät mit ihrer erhöhten Verleitbarkeit eines besonderen Schutzes vor sozialen Entgleisungen. Für junge Männer bildet oft das Militär mit seinen besonderen Anforderungen an Selbstzucht und Disziplin die Klippe, an der sie scheitern. Besonders gefährdet sind auch junge Menschen aus guten Familien, die von ihrer Umgebung zu Leistungen aufgepeitscht werden, denen sie auf die Dauer nicht gewachsen sind, die in höhere Berufe gepreßt werden, in denen sie bald versagen müssen.

Gesellt sich zur geistigen Schwäche eine gewisse Lebhaftigkeit, schnelle, wenn auch oberflächliche Auffassung, die zur Aneignung eines seichten Wissenskrams führt, eine gewisse Flottheit in Sprache und Bewegungen, so vermögen diese Züge oft die eigentliche intellektuelle Schwäche zu verdecken, die sich jedoch bei näherer Betrachtung in der Kümmerlichkeit des Urteils dieser agilen, erethischen Imbezillen dokumentiert.

Die Bedeutung der leichten Formen des Schwachsinns gerade im Alter der Pubertät, im Alter der Berufswahl für die Mehrheit der Bevölkerung, leuchtet hiernach ein. Die Insuffizienz der Anlage gibt sich beim Hinaustreten ins Leben meist bald zu erkennen und macht nur bei den erethischen Typen manchmal gewisse Schwierigkeiten. Weise Auswahl eines Berufes, der den Fähigkeiten des Einzelnen, wenn möglich aber auch seinen Interessen, entspricht,

Aufklärung der Angehörigen, die oft dazu neigen, die Gaben der Ihrigen zu überschätzen, dauernde Beaufsichtigung zur Hintanhaltung von schlechten Einflüssen, von Verführung und sozialem Verfall, heilpädagogische Maßnahmen, eventuell Heilerziehungsheime und Arbeitslehrkolonien, erweisen sich oft als nötig, um Schädlichkeiten, namentlich von den schwerer erziehbaren agilen Typen, fernzuhalten. Den Scheuen und Ängstlichen die nötige Widerstandsfähigkeit einzuflößen, dazu bedarf es oft der ganzen Kunst des Pädagogen und Psychotherapeuten.

Eine besondere Schwierigkeit erwächst noch daraus, daß die Imbezillen häufig alle möglichen psychopathischen Störungen aufweisen, die wir im folgenden Kapitel zu besprechen haben. Zum Teile wurden ja solche Anomalien bei der obigen Typenschilderung bereits gestreift. Hier sei nur darauf hingewiesen, daß sich zur Zeit der Pubertät auch bei sonst harmlosen, passiven Schwachsinnstypen gelegentlich Erregungszustände mit Neigung zu Gewalttätigkeiten einstellen können — ein sonst ruhiger Imbeziller unserer Beobachtung schlug seiner Mutter ohne rechten Anlaß einige Zähne aus — und daß der gesteigerte Geschlechtstrieb dieser Jahre den Imbezillen bisweilen nicht bloß zu exzessiver Onanie, sondern auch zu wahllosen sexuellen Aggressionen — gegen kleine Mädchen, gegen alte Frauen, gegen Verwandte — und zu sexuellen Handlungen an Tieren veranlaßt. Ferner sei noch der großen sozialen Bedeutung gewisser aktiver Typen gedacht, in denen sich intellektuelle Schwäche mit, oft erst in der Pubertät sich zeigenden, schweren Charakterdefekten und verbrecherischen Neigungen verbindet, jener schwer erziehbaren, manchmal wirklich unverbesserlichen Elemente, die durch ihre Roheit und Brutalität, durch Rachsucht und Verstocktheit, durch Widerspenstigkeit, Verlogenheit und Schadenfreude mit Sicherheit auf den Weg des Verbrechens getrieben werden.

Die psychopathischen Persönlichkeiten.

Als psychopathische Persönlichkeiten (psychopathisch Minderwertige, Degenerierte, Desequilibrierte u. dgl. mehr) bezeichnet man Individuen, die infolge ihrer mangelhaften Anlage in den Komponenten ihrer Persönlichkeit beträchtliche Abweichungen von dem Idealtypus der Norm aufweisen, sei es dadurch, daß einzelne psychische Vorgänge besonders stark, sei es, daß eine größere

Anzahl derselben mehr oder weniger erheblich von der Norm differieren, sei es, daß die Kombination gewisser Züge besonders auffällt.

Diese abnormen psychischen Erscheinungen stehen den normalen psychischen Vorgängen nicht etwa schroff gegenüber, die psychopathischen Persönlichkeiten sind vielmehr bloß verzerrte Abbildungen normaler psychischer Strukturen und mit ihnen durch fließende Übergänge verbunden. Die Mannigfaltigkeit des Lebens zeigt eine unerschöpfbare Verschiedenheit in der Ausprägung und Verbindung psychopathischer Erscheinungen, die auch innerhalb des individuellen Lebens, namentlich in der schwankenden Zeit der Pubertät, vielfach wechseln können. Die Darstellung der psychopathischen Persönlichkeiten kann nur durch die Schilderung einzelner charakteristischer Typen erfolgen, kann aber der Wirklichkeit, die die Eigentümlichkeiten verschiedener Typen mit einander vermischt und zahllose Übergangsformen schafft, in keiner Weise gerecht werden. Außer auf die verschiedenen Seiten der Persönlichkeit hat die Darstellung auch auf die bei Psychopathen vorkommenden körperlichen Störungen, auf spontan auftretende psychische Anomalien, auf psychotische Reaktionen u. dgl. Bezug zu nehmen.

Wenn wir erwähnten, daß die in diesem Kapitel zu besprechenden Störungen auf eine abnorme Veranlagung zurückgehen, so ist doch stets im Auge zu behalten, daß gerade bei Psychopathen äußere Einwirkungen, Wetter, Klima, körperliche Krankheiten, Verletzungen und manches andere, vor allem aber Einflüsse des Milieus für das Zustandekommen von Anomalien von besonderer Bedeutung sind. Wenn sich auch in einzelnen, glücklicherweise seltenen, Fällen schwerster Abnormität selbst die günstigsten Milieuverhältnisse und die verständigste Erziehung als fruchtlos erweisen, so können doch häufig selbst beträchtliche Abweichungen von der Norm durch zweckmäßige Maßnahmen günstig beeinflußt werden. Dagegen können sich auf dem Boden leichter Abartungen, ja selbst bei Anlagen, die noch in die Breite der Norm fallen, durch ungünstige äußere Einwirkungen, namentlich in der Zeit der Kindheit und Pubertät, Störungen entwickeln, die völlig den aus abnormer Anlage entstandenen gleichen. Aus der großen praktischen Bedeutung dieser Tatsache, aus dem Umstande ferner, daß bei einem großen Teil der psychopathischen Persönlichkeiten die soziale Anpassungsfähigkeit erschwert ist, aus der Erfahrung schließlich, daß die Zahl abnormer Persönlichkeiten sehr groß ist — größer wohl als die Zahl aller Geisteskranken zusammen —, erklärt sich das Interesse, das der Erforschung dieser Variationen menschlicher Artung nicht nur vom Psychiater und Nervenarzte, sondern auch vom Juristen, vom Soziologen und von anderen Berufskreisen entgegengebracht wird. Insbesondere ist für den Pädagogen, der allein manche Fälle geringgradiger Abartung zu sehen bekommt, die Kenntnis der in diesem Kapitel abzuhandelnden Störungen von großer Bedeutung. Daß im einzelnen Falle eine den Tatsachen entsprechende Sonderung der ursächlichen — inneren und äußeren — Faktoren schwierig, ja unmöglich sein kann, ist leicht begreiflich. Drückt ja die Annahme einer abnormen Veranlagung im einzelnen Falle nichts anderes aus als jenes Unbekannte, das uns vorhandene Abweichungen erklären soll, die uns durch die stattgehabten äußeren Einwirkungen nicht genügend motiviert erscheinen.

Hinweise auf das Bestehen einer abnormen Anlage, die natürlich nur einen gewissen Wahrscheinlichkeitswert besitzen, keineswegs aber mit Notwendigkeit an psychische Abweichungen geknüpft sind, können uns das Vorliegen von erblicher Belastung und von Abnormitäten auf körperlichem Gebiete geben. In bezug auf erbliche Belastung hat das Vorkommen echter Geistesstörungen und psychischer Abnormitäten — Charaktersonderbarkeiten, verbrecherische Neigungen, Selbstmord —, weniger das von chronischem Alkoholismus, in der direkten Aszendenz (Eltern) und in kollateraler Linie (Geschwister) Bedeutung. Abweichungen im Körperbau, deren Bedeutung vielfach überschätzt wurde und noch überschätzt wird, geben jedenfalls nur bei gehäuftem Auftreten ein Signal für das Bestehen einer abnormen Anlage auch auf psychischem Gebiete. Die Zahl dieser als Entartungszeichen — Stigmata degenerationis — aufgefaßten, teils morphologischen, teils funktionellen körperlichen Abnormitäten ist sehr groß. Von morphologischen Abnormitäten kommen auffällige Abweichungen in der Größe des Körpers, in der Proportion seiner Teile, in der Zahl der Finger und Zehen, Anomalien der Behaarung, Verbildungen des Hirns- und Gesichtsschädels — Asymmetrien, „fliehende" Stirn, hoher, schmaler Gaumen usw. —, Difformitäten der Ohren, verschiedene Färbungen der Regenbogenhäute und Pigmentflecken auf denselben, Entwicklungshemmungen und Mißbildungen der inneren und äußeren Geschlechtsteile und vieles andere, von funktionellen Abnormitäten angeborener Art Nystagmus (Augenzittern), Strabismus (Schielen), Reflexanomalien usw. in Betracht.

Von dem Zusammenwirken der angeführten inneren und äußeren Faktoren hängt nicht nur die Art der abnormen Erscheinungen, sondern auch der Zeitpunkt ihres augenfälligen Einsetzens und ihre zeitliche Dauer ab. Nicht selten versagt, wie bereits hervorgehoben wurde, die mangelhafte Anlage zuerst unter den Anstürmen der Pubertätszeit und fördert nach einer normalen Kindheit — in ihr hat ja noch Vieles als normal zu gelten, was später als abnorm zu betrachten ist — die ersten pathologischen Zeichen zutage, die später wieder verschwinden oder sich fixieren können. In anderen Fällen bringt das Entwicklungsalter bloß die Fortbildung abnormer Kindheitszüge, die teils verschärft und gesteigert, teils durch andere pathologische Züge ersetzt werden.

Auffallende Sprunghaftigkeit in der psychischen Entwicklung, Verlangsamung der Entwicklung auf körperlichem und geistigem Gebiete, auffällige Frühreife, namentlich in sexueller Hinsicht, ungleichmäßige Entwicklung der verschiedenen psychischen Funktionen sind die Anzeichen einer solchen pathologischen Kindheitsentwicklung. Nervöse Störungen (Kopfschmerzen, Ermüdbarkeit, Schlafstörungen, nächtliche Angstzustände, Bettnässen), Neigung zu Krämpfen, zu abnormen psychischen Wirkungen körperlicher Krankheiten (Bewußtseinstrübungen, Delirien), gesteigerte Affekterregbarkeit (Schreckhaftigkeit, Reizbarkeit u. dgl.), krankhaftes Überwuchern der Phantasietätigkeit, die in den späteren Kinderjahren zunimmt, statt abzunehmen, Neigung zu impulsiven Handlungen (Fortlaufen, Brandstiften, Stehltrieb), Charakteranomalien (Unverträglichkeit, Bosheit, Eigensinn, Lügenhaftigkeit, Renommisterei, Roheit, Freude am Tierquälen, Trägheit, Unsauberkeit), Anomalien der Stimmung (ängstlich-weinerliche Verstimmungen, unmotivierte Schwankungen), launisches mürrisches Wesen, Zwangsvorstellungen, Idiosynkrasien, Neigung zu hysterischen Körpererscheinungen und manches andere können Symptome einer abnormen Veranlagung in der Kindheit sein. In der Pubertät entfalten sich dann oft die pathologischen Tendenzen besonders mächtig und führen zu abnormen Erscheinungen, die bald das ganze künftige Leben beherrschen, bald mit dem Abschluß des Entwicklungsalters zu einem mehr oder weniger weitgehenden Ausgleich gelangen.

Schnelle und lebhafte Reaktionen auf äußere Einflüsse, die aber der Kraft und Nachhaltigkeit entbehren, flüchtig und oberflächlich sind, charakterisieren die sanguinischen Persönlichkeiten (sanguinisch Minderwertigen). Sie geraten leicht in helle Begeisterung, die aber schnell wieder verblaßt, wechseln ständig zwischen Sympathien und Antipathien, streben unruhig und hastig nach immer neuen Zielen, unternehmen alles, ohne etwas zu vollenden, bringen es trotz guter Beobachtungsgabe und scharfer Auffassung wegen ihrer Unbeständigkeit und ihrem Mangel an Konzentrationsfähigkeit nicht vorwärts. Bisweilen paart sich mit diesem Temperamente eine heitere Stimmung, eine optimistische Lebensauffassung, die sich in einem pathologischen Leichtsinn kundgibt. Sorglos leben solche Personen in den Tag hinein, Augenblicksgenüssen hingegeben bekümmern sie sich weder um Gut noch um Gesundheit.

Den Gegensatz zu den Sanguinikern bilden die Phlegmatischen, die höchstens auf sehr schwere Reize und dann nur sehr langsam und nachhaltig reagieren. Manchmal verbindet sich mit diesem Temperament eine starke Herabsetzung des Willens, der Energie. An diesen torpiden Individuen gehen alle Geschehnisse spurlos vorüber, ohne Interesse an Dingen, ohne regeren Anteil an Personen ziehen sie durchs Leben, ohne Streben und ohne Ziel, ohne Wunsch und ohne Ehrgeiz; unfähig zu tatkräftigem Handeln nehmen sie bisweilen selbst schwerwiegende persönliche Schädigungen hin, ohne sich zur Wehre zu setzen. Mitunter verbindet sich aber mit allgemeiner Indolenz die Neigung zu heftigen Reaktionen in einer bestimmten Richtung.

Eine Anomalie der Grundstimmung, das Vorwalten einer dauernden, von äußeren Einflüssen nicht oder nur sehr wenig beeinflußbaren abnormen Stimmungslage liegt bei den abnorm heiteren Persönlichkeiten (konstitutionell Erregten, Hyperthymikern) und den depressiv Verstimmten (konstitutionell Verstimmten, Depressiven) vor. Die heiter Verstimmten sehen alles in rosigem Lichte, sind von einer unversieglichen Lebensfreude, stets glücklich und zufrieden. Ihr gesteigertes Selbstgefühl, das Gefühl gehobener Kraft machen sie anmaßend, ihre Erregung hält sie in steter Bewegung, in ständig wechselnder, unruhevoller Tätigkeit. Sie sind redselig, ablenkbar, sprunghaft im Denken und Tun, unstet. Da sie ihr Optimismus Schwierigkeiten übersehen läßt, da die

„nivellierende" Kraft ihrer Euphorie sittliche Hemmungen unterdrückt, Strafen und andere unangenehme Erfahrungen abprallen läßt, neigen sie zu übermütigen Streichen, zu Exzessen in baccho et venere, zu unüberlegten Unternehmungen, lügen und renommieren, begehen manchmal Diebstähle und Schwindeleien.

In geringer Ausprägung gehören diese Eigenschaften noch zu den normalen Erscheinungen der Pubertät mit ihrem stürmischen Kraftgefühl, mit ihrem gehobenen Selbstvertrauen, mit ihrem vorlauten Benehmen, ihren vorwitzigen Ansichten, ihrer Sucht überall dreinzureden. Doch wird der Hyperthymische durch die Unwandelbarkeit und Unbeeinflußbarkeit seiner Stimmung durch äußere Ereignisse, die gerade in der Pubertät so häufig einen Wechsel zwischen Himmelhochjauchzen und Zutodebetrübtsein hervorrufen, als pathologisch auffallen. Gerade in dieser Zeit, in der die Berührung mit der Außenwelt in voller Stärke einsetzt, führt die abnorm heitere Anlage leicht zu Konflikten und zum sozialen Verfall. In mäßiger Ausprägung findet sie sich bei manchen Spaßvögeln und Witzereißern von Beruf. Bei Abweichungen von geringem Grade können die geschilderten Eigenschaften wertvolle Früchte zeitigen, zu starken, aktiven Bestrebungen verhelfen.

Das Gegenbild dieser Persönlichkeiten bilden die chronisch Deprimierten mit ihrer depressiven Grundstimmung, ihrer Unfähigkeit zu lebensfrischer Lustigkeit, ihrer Scheu vor Gesellschaft, ihrem Mangel an Selbstvertrauen, ihrem Kleinmut, ihrem Gefühl der eigenen Unzulänglichkeit. Manche von ihnen sind äußerst pflichttreue Menschen, die ihre alltäglichen Obliegenheiten mit größter Sorgfalt und Gewissenhaftigkeit, wenn auch mit Bangen und Zagen, besorgen, aber vor jeder eigenen Initiative zurückschrecken. Anderen erschwert das grüblerische Versenken in alle Lebenserfahrungen, das Vorausahnen schlimmer Möglichkeiten, das übertriebene Schuldgefühl bei jedem kleinen Mißgeschick jede Handlung, macht ihnen ihr Fortkommen unmöglich, treibt sie oft dem Bettel oder der Vagabondage oder auch dem Selbstmord zu.

Im Gegensatz zu diesen verhältnismäßig seltenen Typen sind sehr zahlreiche Psychopathen durch die große Labilität ihrer Stimmung, durch deren weitgehende Abhängigkeit von den Erlebnissen charakterisiert. Diese Vertreter der konstitutionellen Stimmungslabilität — für die Pubertät ist ein solcher Zustand bis zu einem gewissen Grade normal — schwanken zwischen übertrieben freudiger Stimmung und trüber Depression, geraten durch geringe Erfolge in einen Zustand glücklicher Lebensfreude, durch ein leichtes Mißgeschick in kopfhängerische Schwermut.

Diese Labilität der Gefühle und der Stimmung kann sich mit allen möglichen Störungen, hysterischer und anderer Art, verbinden. Häufig findet man sie bei den sogenannten Haltlosen (Instabeln) — Menschen, die an neue Dinge zwar mit großer Energie herangehen, in dieser Energie aber sehr schnell nachlassen, um sich anderen Zielen zuzuwenden. Diese Kombination von Defekten erzeugt jene Augenblicksmenschen, die durch ihre Unzuverlässigkeit und Launenhaftigkeit, ihre mangelhafte Ausdauer und Beeinflußbarkeit, ihre Unausgeglichenheit, ihr Pendeln zwischen Gefühlsextremen zum Spielball äußerer Einflüsse werden. Schon während ihrer Lehrzeit fallen sie durch die Ungleichmäßigkeit ihrer Leistungen, durch Wechsel der Schulen und Lehrstellen, später durch ihre unstete Lebensführung, die häufige Änderung ihres Berufes auf. Stets erscheint ihnen irgendein neuer Beruf verlockender als ihr alter und namentlich Betätigungen, die ihrer Sucht nach Abwechslung und ihrer Freude am Umherziehen entgegenkommen, — als Schauspieler, Variétékünstler, auch als Fremdenlegionär — üben eine besondere Anziehungskraft aus. So sinken sie von Stufe zu Stufe und geraten nicht selten auf die Bahn der Kriminalität. Unter den kleinen Dieben und Landstreichern findet man gelegentlich solche Typen, die sich bei ihrer Lebensweise noch verhältnismäßig wohl fühlen. Ein alter Landstreicher erzählte uns, daß das Herumstreichen seinem Bedürfnis nach Abwechslung, seinem Freiheitsdrang und seiner Liebe zur Natur am besten angepaßt sei. Weichmütige und oft zugleich auch reizbare Naturen und alle möglichen anderen Spielarten der Persönlichkeit finden sich unter diesen Haltlosen und Labilen. Wie die meisten Psychopathen sind diese Persönlichkeiten oft geneigt, die Schuld an ihrem Verfall den äußeren Verhältnissen zuzuschieben. Sie sprechen von schönen Vorsätzen, die durch die Umwelt zunichte gemacht werden, gebrauchen große Worte, denen keine Taten folgen. Begreiflicherweise bedürfen gerade derart veranlagte Individuen im Entwicklungsalter einer besonders kräftigen und nachhaltigen Stütze, durch die bisweilen die abnormen Tendenzen günstig beeinflußt, das Gefühlsleben und die Willenstätigkeit gefestigt werden.

Manche psychopathischen Persönlichkeiten sind dadurch gekennzeichnet, daß ihr Gefühlsleben besonders leicht im Sinne der Unlustbetonung anklingt, daß sich auf geringfügige Anlässe hin reaktive Verstimmungen einstellen, die nicht nur durch ihre Stärke, sondern auch durch ihre Dauer pathologisch erscheinen. Kleine Kränkungen, das Fehlschlagen irgendwelcher Hoffnungen, das Mißlingen wenig bedeutsamer Pläne, das Herantreten an neue Situationen, denen sie sich nicht gewachsen glauben, Vorwürfe über harmlose eigene Verfehlungen können bei ihnen Verstimmungen auslösen, in denen ihnen die ganze Umgebung verleidet, ihr ganzes Tun verhaßt, ihr ganzes Leben überdrüssig ist — Verstimmungen, die sie oft selbst als ungenügend motiviert, als abnorm erkennen, deren sie sich aber dennoch nicht erwehren können. Manchmal verbinden sich diese Verstimmungen mit unbestimmten Angstgefühlen, mit allerhand Befürchtungen vor kommendem Unheil, oft gehen sie mit ausgesprochener Reizbarkeit einher: die Verstimmten geraten durch jede Kleinigkeit in große Erregung, legen jedes harmlose Wort übel aus, bekritteln alles, was um sie vorgeht, begehen feindliche Handlungen gegen ihre Umgebung, in deren Verhalten sie in manchen Fällen die Ursache ihrer Verstimmung erblicken, während sie in anderen Fällen nach kurzer Zeit ihre Ungerechtigkeit einsehen und bereuen.

Von dieser reaktiven Verstimmbarkeit führen fließende Übergänge zu jener Form produktiver Abnormität, die in spontan sich einstellenden, von Erlebnissen unabhängigen, peinlichen Verstimmungen ihren Ausdruck findet. Gehen den einzelnen Verstimmungen unangenehme Erlebnisse geringfügiger Natur voraus, so ist es oft schwer zu entscheiden, ob die Verstimmung eine Reaktion auf dieses Geschehnis ist oder ob bei ihrer Entstehung auch eine autochthone Komponente mitwirkte. Bisweilen lassen sich unbedeutende Vorkommnisse, die sich öfter wiederholen und die vom Kranken selbst oft kaum bemerkt oder wieder vergessen, von der Umgebung nur selten in ihrer Bedeutung erkannt werden, als Ursachen von Verstimmungen dadurch erweisen, daß bei ihrem Wegfall die Verstimmungen schwinden.

Die Neigung zum spontanen Auftreten von Verstimmungen läßt sich bisweilen bis in die Kindheit verfolgen, gibt sich aber häufig erst in den Pubertätsjahren deutlich zu erkennen. Die depressiven Verstimmungen dieser Individuen sind ebenso wie die reaktiven Verstimmungen meist auf wenige Tage beschränkt. Sie sind selten rein melancholischer Art, durch traurige Stimmung, leichte Hemmung, Gefühl der eigenen Unzulänglichkeit, Versündigungsideen, Arbeitsunfähigkeit, Schwerfälligkeit im Entschließen, Lebensüberdruß, der sich bis zur Selbstmordneigung steigern kann, gekennzeichnet. Häufiger sind sie mit Angst gepaart, manchmal mit Wehleidigkeit und Sentimentalität, mit Selbstbedauern und Mitleidheischen. Am häufigsten bestehen sie in einer traurig-unzufriedenen Stimmung mit Unruhe und Rastlosigkeit, mit erhöhter Reizbarkeit; gelegentlich verbinden sie sich mit hypochondrischen- und Beziehungsideen, mit Mißtrauen und abweisendem Verhalten, mitunter mit Neigung zu gewalttätigen Exzessen, manchmal mit gesteigerter geschlechtlicher Erregbarkeit, in seltenen Fällen mit einem impulsiven Stehltrieb. Auch Zwangsvorstellungen und andere seelische Anomalien kommen vor. In der Regel werden diese Zustände von einer Schlafstörung, nicht selten auch von allerhand körperlichen Symptomen, Magendarmstörungen, Durchfällen, Herzbeschwerden u. dgl. begleitet. Insbesondere geht der Angstaffekt in der Regel mit allerlei abnormen Sensationen, Erstickungsgefühl, Gefühl von Druck oder Enge auf der Brust, Präkordialangst (ängstliches Gefühl, das in die Herzgegend lokalisiert wird) einher. Bisweilen gehen den Verstimmungen allerhand körperliche Beschwerden voraus. Ein 15 jähriger Knabe unserer Beobachtung, der seit einiger Zeit an Zuständen litt, in denen er sich müde fühlte, wie „geistesabwesend" war, keine Lust zur Arbeit hatte, über Gliederschmerzen klagte, dabei eine große Erregbarkeit an den Tag legte, bei Kleinigkeiten schrie, mit den Füßen stampfte, auch Gegenstände zertrümmerte, klagte regelmäßig vor seinen Anfällen über Schmerzen im Kopf und in den Armen.

Manche Persönlichkeiten mit spontanen Verstimmungen leiden auch außerhalb derselben an anfallsweise auftretenden Störungen, an Wutanfällen, Anfällen von Schwindelgefühl, Ohnmachten, gelegentlich auch an vereinzelten Krampfanfällen. Manche Forscher bezeichnen die Träger dieser später zu erwähnenden Störungen wegen deren Ähnlichkeit mit epileptischen Symptomen als epileptoide Psychopathen. Die Verstimmungen dieser Persönlichkeiten sind häufig durch große Reizbarkeit und Neigung zu Gewalttätigkeit ausgezeichnet. Auch in ihrem Habitualzustande zeigen sie oft eine erhöhte Reizbarkeit, die sich in den Verstimmungen noch beträchtlich steigert. Von den Epileptikern unterscheiden sich diese Persönlichkeiten dadurch, daß schwere Erscheinungen — Krampfanfälle — in der Regel gegenüber den leichteren Störungen in den Hintergrund treten und daß sie, im Gegensatz zu den Epileptikern, nicht verblöden. Im einzelnen Falle kann die Abgrenzung gegenüber der Epilepsie oft unmöglich sein.

Übergänge zu den reaktiv Verstimmbaren zeigen diese Typen darin, daß sich ihre Verstimmungen und körperlichen Anfälle nicht immer spontan, sondern häufig im Anschluß an psychische Eindrücke einstellen und daß sie unter ungünstigen äußeren Verhältnissen oft gehäuft auftreten, bei Versetzung in andere Verhältnisse aber seltener werden und sogar für kürzere oder längere Zeit ausbleiben können. Nicht selten bessern sich diese Anomalien nach Abschluß der Pubertät, oft in dem Sinne, daß die körperlichen Anfälle schwinden und nur die Neigung zu Verstimmungen sich erhält — oft zeigt das Auftreten der Störungen auch eine unverkennbare Beeinflussung durch exogene Einwirkungen: körperliche Krankheiten, mangelnder Schlaf, körperliche Überanstrengung, in manchen Fällen anscheinend von der Witterung. (Im letzten Falle sind allerdings die psychischen Einwirkungen von den exogenen schwer zu trennen.)

Beim weiblichen Geschlecht zeigt sich ein Zusammenhang mit körperlichen Vorgängen, namentlich oft im Entwicklungsalter, in dem manchmal regelmäßigen Zusammentreffen von Verstimmungszuständen mit der Menstruation. Während das weibliche Geschlecht im allgemeinen mehr zu traurig-ängstlichen oder traurig-schmerzlichen, „heimwehartigen" Verstimmungen zu neigen scheint, werden gerade zur Zeit der Menstruation nicht selten traurig-reizbare Verstimmungen beobachtet.

Die soziale Bedeutung der Verstimmungen, der reaktiven ebenso wie der spontanen, ist groß. Abgesehen davon, daß sie gelegentlich zu Konflikten, zu Entlassungen aus Stellen, in Mittelschulen zu Bestrafungen, beim Militär zu Subordinationsverletzungen und Desertion führen, können sie auch schwere Erscheinungen, Gewalttätigkeiten, Selbstmorde hervorrufen oder zu planlosen Wanderungen, zu Trinkexzessen mit den schädlichen Folgen dieser später zu besprechenden Erscheinungen Veranlassung geben. Wie diese Verstimmungen gerade im Pubertätsalter eine besondere Bedeutung erlangen können, erhellt daraus, daß die unter dem

Namen „Heimwehverbrechen" bekannten Delikte junger Mädchen, die, im Gegensatz zu ihrem sonst guten Charakter, ein Haus anzünden oder ein ihrer Obhut anvertrautes Kind umbringen, um von ihrer Dienststellung befreit zu werden, ein kindliches Seelenleben geradezu zur Voraussetzung zu haben scheinen. Eine günstige Beeinflussung der Neigung zu Verstimmungen kann man, wie bereits angedeutet, nicht selten durch Versetzung in ein anderes Milieu erzielen.

Eine Kombination von abnormer Erregbarkeit mit übergroßer Ermüdbarkeit, eine „reizbare Schwäche", liegt dem sogenannten neurasthenischen Symptomenkomplex zugrunde, der eine häufige Erscheinung der Pubertätsjahre bildet, bisweilen während derselben wieder verschwindet, oft aber den Beginn einer sich durch das ganze Leben hinziehenden Anomalie darstellt. Die Übererregbarkeit des Neurasthenischen zeigt sich in einer übermäßigen Empfindlichkeit gegen äußere Reize jeder Art, gegen Sinneseindrücke ebensowohl wie gegen Reize psychischer Natur. Optische Reize, Geräusche, selbst die menschliche Stimme können ihm große Qualen verursachen. Geringe Anlässe können heftige Aufregung, Zorn, Ärger, Angst, hervorrufen. In der Regel besteht eine gesteigerte Ansprechbarkeit hauptsächlich der Unlustgefühle — manchmal auch der Lustgefühle —, die eine gedrückte, unzufriedene Stimmung im Gefolge hat. Auch die Ermüdbarkeit dieser Persönlichkeiten dürfte wohl im schnellen Anklingen von Unlustgefühlen bei jeder Tätigkeit ihren Grund haben. Die Kranken klagen über große Müdigkeit und Mattigkeit, über Schwächegefühl — dabei ist die grobe Kraft der Bewegungen meist gar nicht oder unbeträchtlich herabgesetzt —, über Abgeschlagenheit. Ihre Aufmerksamkeit erlahmt schnell, sie sind zerstreut, unfähig sich zu konzentrieren, beschweren sich über Gedächtnisabnahme, über geistige Leere. Manche empfinden es peinlich, daß sie nicht imstande sind, sich bekannte Personen und Gegenstände, die sie aber ganz gut schildern, im Geiste vorzustellen, sie haben das Gefühl, nicht mehr recht denken zu können, sind entschlußunfähig. Oft verbinden sich mit diesen Symptomen auch Angsterscheinungen und hypochondrische Befürchtungen, die an die gleich zu erörternden körperlichen Beschwerden, oft an Vorgänge in der Genitalsphäre — häufige Pollutionen, gelegentlich Spermatorrhoe (Samenfluß) —, im Pubertätsalter auch häufig an die Masturbation anknüpfen, doch sind alle diese Phänomene als Begleiterscheinungen der nervösen Veran-

2*

lagung, nicht aber als Ursachen der neurasthenischen Beschwerden anzusehen.

Durch sehr verschiedenartige körperliche Störungen, die sich um diesen Symptomenkomplex gruppieren, können höchst mannigfache Krankheitsbilder entstehen. Zu den häufigsten Erscheinungen gehören allerlei Störungen des Schlafes, eventuell in Verbindung mit ängstlichen Träumen, und Kopfschmerzen, meist in Form eines dumpfen Kopfdrucks. Die als Nachtangst, Pavor nocturnus, bekannte Erscheinung des plötzlichen Erwachens aus dem Schlafe unter den Zeichen einer schweren ängstlichen Erregung, die mit einer leichten Bewußtseinstrübung einhergeht und meist Amnesie (Erinnerungslosigkeit) hinterläßt, ist eine häufige Erscheinung bei nervösen Kindern, kommt aber im Pubertätsalter nur mehr selten vor. Außer den Kopfschmerzen kommen Schmerzen und sonstige Störungen in allen Teilen des Körpers vor, vor allem Rücken- und Kreuzschmerzen, aber auch Schmerzen in den Gliedern, abnorme Empfindungen in der Haut, Kribbeln, Ameisenlaufen, Juckreiz, lebhaftes Kältegefühl, besonders in den Füßen, Schweißausbrüche an verschiedenen Stellen des Körpers, namentlich an den Händen, vermehrter Speichelfluß, oft vor dem Einschlafen, Magendarmerscheinungen, Durchfälle, Verstopfung, hochgradige Appetitlosigkeit, vermehrte Harnabsonderung, Funktionsstörungen im Bereich der Sinnesorgane, Flimmern vor den Augen, Verschwimmen der Buchstaben und Tränenfluß beim Lesen (nervöse Asthenopsie), Ohrensausen und vieles andere. Eine besondere Rolle spielen oft Störungen von seiten des Herz- und Gefäßsystems: Gefühl von Herzklopfen, selten anfallsweise auftretendes Herzjagen (paroxysmale Tachykardie) mit 200—260 Pulsschlägen in der Minute, Gefühl von Blutandrang nach dem Kopfe, gelegentlich mit einem Gefühl von Schwirren in demselben. Relativ häufig kommt es bei Neurasthenikern zum zeitweisen Auftreten eines Nesselausschlags (Urticaria). Ziemlich selten ist ein mit diesen offenbar verwandtes, hauptsächlich bei jugendlichen Personen vorkommendes Leiden: das akute umschriebene Hautödem (Quincke). Es ist durch die Bildung großer Quaddeln — 2—10 cm im Durchmesser — in der Haut, aber oft auch in der Schleimhaut, ausgezeichnet, wodurch es zu mannigfachen Störungen der befallenen Organe kommen kann. Stärkerer Juckreiz und Schmerzen fehlen in der Regel. Eine andere „vasomotorische Neurose", die nicht selten bei jungen Mädchen im Verein mit anderen nervösen Symptomen, aber auch als selbständiges Leiden vorkommt, ist die symmetrische Gangrän (Raynaudsche Krankheit). Sie äußert sich in einem anfallsweise auftretenden, von Empfindungsstörungen — Kribbeln u. dgl. — eingeleiteten, von heftigen Schmerzen begleiteten Bleichwerden der Finger und der Zehen (regionäre Ischämie). Diese Erscheinung kann spurlos verschwinden, kann aber auch in eine blaurote Verfärbung der Haut an symmetrischen Teilen der Hände und Füße und eventuell auch in Brand übergehen. Dem Anfall können psychische Störungen, Verstimmungen, nicht selten mit Magendarmstörungen, vorausgehen[1]).

Bei der klinischen Untersuchung der Neurasthenischen lassen sich in der Regel allerhand Störungen nachweisen: Steigerung der Sehnenreflexe, feinschlägiges, schnellschlägiges Zittern der gespreizten Finger, Zittern der vorgestreckten Zunge und der leicht geschlossenen Augenlider, häufiger Wechsel der Gesichtsfarbe, starkes Nachröten der Haut auf leichte Reize (Dermographie), starke Erregbarkeit des Herzens durch geringe Anstrengungen und anderes.

Von einem „Mangel an psychischer Kraft" wird der sogenannte psychasthenische Symptomenkomplex abgeleitet. Die psychasthenischen Persönlichkeiten sind durch ihren Mangel an Energie, durch die Schwäche ihrer Antriebe, die geringe Lebendigkeit ihrer Gefühle, durch ihre Widerstandsunfähigkeit gegenüber allen Erlebnissen gekennzeichnet. Unter den reaktiv Verstimmbaren finden sich viele psychasthenische Persönlichkeiten. Manche von ihnen ziehen sich von jedem Verkehr zurück, um den peinlichen Einwirkungen der Außenwelt nicht ausgesetzt zu sein, und geben sich einer quälenden Selbstbeobachtung ihrer seelischen Anomalien hin.

Unter diesen spielen manchmal Zwangsphänomene aller Art eine hervorstechende Rolle. Zu ihnen gehört der Denkzwang — jener Vorgang, bei dem sich bestimmte Vorstellungen, Erinnerungen, Fragen, Zweifel gleichgültigen Inhaltes mit dem Charakter des subjektiven Zwanges immer wieder aufdrängen: der Zwang, an einen bestimmten Gegenstand zu denken, verschiedene Objekte, z. B. Fenster zu zählen, Handlungen aus einer bestimmten Zeit immer wieder in der chronologischen Reihenfolge

---

[1]) Auf andere vasomotorisch-trophische Neurosen — Sklerodermie, Erythromelalgie usw. — kann hier nicht eingegangen werden.

im Geiste vorbeiziehen zu lassen, die Namen aller Gegenstände zu denken, mit denen man in Berührung kommt, die Namen zu buchstabieren, an jede Wahrnehmung, jede Tätigkeit eine Frage nach dem Sinn, der Bedeutung derselben zu knüpfen (Fragezwang), über unlösbare Probleme, religiöser, sozialer Natur nachzugrübeln (Grübelzwang) u. dgl. Bei dem Geltungszwang tritt zum Charakter des subjektiven Zwanges noch der der Fremdheit des Inhalts hinzu, es kommt zu einem Wettstreit (Friedmann) zwischen der Überzeugung von der Richtigkeit der Vorstellung und dem Wissen von ihrem Falschsein: so wenn ein Kranker von der Vorstellung gequält wird, jemanden auf der Straße gestoßen, jemanden umgebracht zu haben, ein Mädchen sich mit dem Gedanken peinigt, sich mit jemandem in geschlechtliche Beziehungen eingelassen zu haben; häufig sind die Ideen, sich oder die Kleidung beschmutzt zu haben, sich verschrieben zu haben, aufgegebene Briefe nicht mit einer Marke versehen, ein weggeworfenes Streichholz nicht ausgelöscht zu haben, und viele andere. Auch Befürchtungen für die Zukunft können in dieser Weise zwangsmäßig auftreten: so die Furcht, Gegenstände zu verlieren, die Furcht vor Einbrechern, Furcht vor ansteckenden Krankheiten, vor dem Verrücktwerden, vor dem Tode, die Furcht, beim Essen an einem Bissen ersticken zu müssen. Diese Zwangsgedanken können zu zahlreichen Zwangshandlungen Anlaß geben: zu häufigem Waschen, zu immer erneutem Kleiderwechsel, zu vielfach wiederholtem Durchlesen von Schriftstücken, zur Vornahme von allerhand Schutzmaßregeln gegen Gefahren von seiten der Menschen und von Bakterien u. dgl. mehr. Auch die Zwangsideen mit gleichgültigem Inhalte können das normale Handeln erschweren, verzögern, selbst unmöglich machen. Auch Gefühle können zwangsmäßig auftreten, so daß sich der von ihnen Befallene ihrer nicht erwehren kann, trotzdem er sich ihrer Unbegründetheit bewußt ist. Auch solche Zwangsaffekte können zu Zwangshandlungen führen.

Mit den Zwangsphänomen verwandt sind die sogenannten Phobien: die Ausführung einer beabsichtigten Handlung wird dadurch erschwert oder vollends unmöglich gemacht, daß sich ein lebhaftes Angstgefühl, meist begleitet von allerlei subjektiven und objektiven körperlichen Erscheinungen, Herzklopfen, Gefühl von Druck auf der Brust, Schwächegefühl, Gefühl von Hitze oder Kälte, Schweißausbruch, allgemeines Zittern, einstellt. Die häufigste

Phobie ist die Platzangst (Agoraphobie), die Unfähigkeit, über einen leeren Platz, durch einsame Straßen zu gehen; häufig ist auch die Eisenbahnangst, die Reisefurcht, die bei manchen Kranken mit der Angst vor dem Eingesperrtsein, der Unmöglichkeit des freien Ein- und Ausgehens, zusammenhängt. Bei jungen Leuten findet man nicht selten eine aus Verlegenheit und einem Gefühl des Beachtetwerdens hervorgehende, peinliche Furcht vor dem Erröten: Erythrophobie.

Schließlich gibt es noch Zwangsantriebe, nicht als Folge von Zwangsgedanken, sondern als primäre, von der Persönlichkeit als fremd empfundene Triebregungen: so der Antrieb, sich aus dem Fenster zu stürzen, ins Wasser zu springen, jemanden zu verletzen, das eigene Kind zu töten u. dgl.. Dabei ist es charakteristisch, daß die Kranken bloß harmlosen Zwangstrieben nachgeben, während sie fast immer imstande sind, Handlungen zu unterdrücken, die sie oder ihre Umgebung schädigen würden.

Bei demselben Individuum bleiben manchmal einzelne Zwangsphänomene mit großer Hartnäckigkeit lange Zeit hindurch bestehen, während sie in anderen Fällen in mannigfachster Weise, oft innerhalb von Tagen und Stunden, wechseln. In schweren Fällen sind die Kranken zu jeder geordneten Lebensführung unfähig, während sich in leichten Fällen einzelne Zwangsvorstellungen, mögen sie auch subjektiv sehr quälend empfunden werden, im äußeren Verhalten der Persönlichkeit überhaupt nicht geltend machen. Sehr häufig setzen Zwangsvorstellungen im Pubertätsalter zuerst ein, nicht selten bilden sie eine vorübergehende Anomalie desselben. Häufig zeigen Zwangsphänomene ein ausgesprochen phasenhaftes Auftreten, können für Wochen, Monate und Jahre vorhanden sein, um dann wieder für lange Zeit mehr oder weniger vollkommen zu verschwinden.

Gelegentlich zeigen sich bei psychasthenischen Persönlichkeiten, bald vorübergehend, bald andauernd, eigentümliche Anomalien der Wahrnehmung. Als déjà vu bezeichnete man das in gewissen Momenten auftretende Bewußtsein der Kranken, daß sie alles, was sie gerade sehen und hören, genau so schon einmal erlebt haben. (Auch beim normalen Menschen kommt diese Erscheinung in mehr oder minder deutlicher Ausprägung bisweilen vor; in krankhaften Zuständen wird sie wegen ihrer großen Häufigkeit peinlich empfunden.) Das Gegenteil von dieser Erscheinung ist das sogenannte jamais vu, das anfallsweise auftretende Bewußtsein, daß alles Wahrgenommene zum ersten Male gesehen wird, daß alles fremd ist. Tritt dieses Phänomen nicht anfallsweise auf, kommt vielmehr den Kranken andauernd — durch längere oder kürzere Zeit, mitunter durch Jahre — alles verändert, fremdartig vor, so spricht man von Entfremdung der Wahrnehmungswelt. Die Kranken klagen, daß sie alles wie durch einen Schleier sehen, wie durch eine dicke Wand hören, daß sie alles wie im Traume erleben. Doch läßt sich dabei feststellen, daß sie in Wahrheit alles genau sehen und hören. Als Depersonalisationserscheinungen bezeichnet man Störungen des Bewußtseins des eigenen Tuns: Den Kranken fehlt beim Fühlen, beim Denken, beim Wollen und Handeln das beim Normalen vorhandene Bewußtsein von der Verknüpfung dieser Vorgänge mit dem Ich. Es fehlt ihnen das Bewußtsein, daß sie etwas denken, etwas wollen und wünschen. Ihr Handeln erscheint ihnen mechanisch, automatisch. Sie wissen, daß sie etwas sehen und hören, erleben das aber nicht als ihre eigene Wahrnehmung. Wenn sie sprechen, ist es ihnen, wie wenn ein anderer spräche, wenn sie in den Spiegel sehen, blickt ihnen ein fremdes Gesicht entgegen, ihre Glieder fühlen sie nicht zu ihrem Körper gehörig. Unter diesen Störungen leiden die Kranken sehr und schildern sie oft unter großen Klagen. Auch diese Störungen können phasenweise auftreten, sich aber manchmal über sehr lange Zeiträume hinziehen.

Das leichte Anklingen bestimmter Affekte bildet einen hervorstechenden Zug im Wesen vieler Psychopathen. Namentlich ist die p a t h o l o g i s c h e R e i z b a r k e i t, die Neigung zu schweren, meist schnell vorübergehenden Zornaffekten, eine bei den verschiedensten Typen sehr verbreitete Erscheinung, die die soziale Anpassungsfähigkeit oft in hohem Maße beeinträchtigt, persönliche Beziehungen stört, unter Umständen eine geordnete Tätigkeit unmöglich macht, Entgleisungen und soziales Herabsinken verursacht. Ein 34jähriger Kranker der Heidelberger Klinik war 22mal wegen Roheitsdelikten bestraft, die er nicht bloß, wenn sein eigenes Interesse verletzt wurde, sondern auch im Interesse anderer begangen hatte. So stach er nach einem fremden Manne, der einen ihm gleichfalls fremden Jungen festhielt und nicht loslassen wollte, bedrohte ein anderes Mal seinen Meister mit dem gezückten Messer, weil er einen Kameraden schalt. Bisweilen sind diese reizbaren Menschen sonst ganz gutmütiger Natur und bereuen hinterher die Ausbrüche ihres Jähzorns, ohne daß es ihnen trotz allen trüben Erfahrungen gelänge, diese das nächstemal zu unterdrücken. Ein 16jähriger, intelligenter Knabe unserer Beobachtung, das uneheliche Kind einer Erzieherin, die sich nicht um ihn kümmerte, verlor einzig und allein durch seine Reizbarkeit einige gute Stellen und geriet dadurch in solche Verbitterung, daß er einen Selbstmordversuch machte. Gelegentlich kommt es bei solchen reizbaren Persönlichkeiten auf einen geringfügigen Anlaß, z. B. einen leichten Tadel, zu förmlichen Wutausbrüchen, in denen sie blind um sich schlagen, Gegenstände zertrümmern und manchmal Schaum vor dem Munde haben. Namentlich im Liebesleben junger Menschen kann diese Anomalie zu gefährlichen Handlungen Anlaß geben. Häufig findet sich die Neigung zu zornmütigem Affekt mit Streitsüchtigkeit, Eigensinn, Trotz u. dgl. gepaart.

Manche Typen psychopathischer Persönlichkeiten sind durch auffällige Charakterzüge gekennzeichnet, die sich in mannigfachster Weise mit den geschilderten Störungen des Gefühlslebens, der Stimmung und des Willens vereinigen können. So findet man unter den jungen Menschen manchmal abnorm mißtrauische, verschlossene Persönlichkeiten, die sich isolieren, die sich stets zurückgesetzt, benachteiligt und beleidigt wähnen, in jeder harmlosen Bemerkung eine Kränkung verspüren und oft auf Kleinigkeiten mit starken Affektausbrüchen reagieren. Sie sind Zuspruch wenig zugänglich, bedürfen einer vorsichtigen Behandlung und einer besonderen Rücksichtnahme von seiten ihrer Umgebung. Aus diesen paranoiden Veranlagungen können sich im späteren Leben paranoische Krankheitsbilder (Verfolgungswahn) entwickeln. Sehr selten setzt diese Entwicklung schon im Zeitalter der Pubertät ein, da erst die späteren Lebensperioden zur echten Wahnbildung zu neigen scheinen. Doch kommen bei paranoid Veranlagten auch schon in diesem Alter bisweilen vorübergehend — für Tage, Wochen, selbst Monate — ausgesprochene Wahnvorstellungen (Verfolgungs-, Vergiftungsideen) vor, die wieder völlig schwinden und die leicht zur irrtümlichen Diagnose einer chronischen Geisteskrankheit führen. Auch die späteren Querulanten machen sich manchmal schon in der Jugend durch ihren Eigensinn, ihre Unnachgiebigkeit gegenüber äußeren Einflüssen, ihre Unzugänglichkeit für Rat und Belehrung, ihre Rechthaberei, ihr stets unzufriedenes und nörgelndes Verhalten bemerkbar. Doch können querulatorische Neigungen im jugendlichen Alter auch vorübergehend in Erscheinung treten. Ein junger Fähnrich, dessen Vater schwer psychopathisch war und durch Selbstmord endete und der selbst von Kindheit an neben guter intellektueller Begabung zahlreiche abnorme Erscheinungen — große Reizbarkeit, Wutanfälle, Empfindlichkeit, übertriebener Ehrgeiz, Bettnässen bis zum 12. Jahre, einzelne Ohnmachten — dargeboten hatte, begann während eines Urlaubs im Anschluß an eine körperliche Krankheit (Malaria) einen förmlichen Beschwerdekrieg gegen seine Vorgesetzten, die ihm seine Gage nicht rechtzeitig hatten zugehen lassen, und gegen das Postamt, bei dem kleine Versehen unterlaufen waren. Der Verdacht, daß es sich um ein beginnendes Querulantentum handle, wurde später nicht bestätigt. Es erfolgte vielmehr eine Entwicklung zum Betrüger und Hochstapler.

Übertriebene Gewissenhaftigkeit und Ordnungsliebe — bisweilen die Vorläufer von Zwangsvorgängen —, Bigotterie und Frömmelei, Wahrheitsfanatismus und übertriebene Schamhaftigkeit, Verschrobenheiten in Neigungen und Denken, Hang zum Mystizismus, politischer Fanatismus, Enthusiasmus für Naturheilkunde, Erfinder- und Gründerideen, Freude an absonderlichen philosophischen Spekulationen, umstürzlerische Kunstanschauungen, übertriebener Ehrgeiz, Herrschsucht, Sparsamkeit und Geiz, leiten, wenn sich die abnormen Züge nicht nach Abschluß der Pubertät ausgleichen, zu jenen Typen degenerativ verschrobener Persönlichkeiten über, die sich oft, verbittert und sich unverstanden wähnend, von der Mitwelt einsiedlerisch zurückziehen, wirtschaftlich herunterkommen und manchmal auch die pathologische Entwicklung zum Paranoiker oder zum Querulanten durchmachen. Hypochondrische Symptome, krankhafte Neigung zur Selbstbeobachtung, übertriebene Besorgnis um das körperliche Wohl, Furcht vor ansteckenden Krankheiten finden sich nicht selten neben anderen abnormen Zügen, stehen aber bisweilen im Vordergrunde der Persönlichkeit. Oft knüpfen solche Erscheinungen in der Pubertät an ängstliche Vorstellungen wegen Ausübung der Masturbation an, wie sie namentlich auch durch gewisse populäre Schriften genährt werden.

Starke Abweichungen der Charaktereigenschaften, die durch eine Reihe von Übergängen mit den egoistischen Regungen des normalen Menschen verbunden sind, finden wir bei dem als moral insanity, moralische Anästhesie, Amoralität u. dgl. bezeichneten Persönlichkeitsbilde. Mangel an Mitleid, krasser Egoismus, Fehlen feinerer Gefühlsregungen bei normaler Entwicklung des Verstands ist diesen Persönlichkeiten eigen. Es gibt unter ihnen passive, indolente Naturen, die nur durch ihre Gefühlskälte und Gleichgültigkeit, ihre Lieblosigkeit und Interesselosigkeit, ihren Mangel an Pflichtgefühl und Verantwortlichkeit hervorstechen, andere aktivere, die mit grausamer Rücksichtslosigkeit jeden kleinsten Vorteil für sich ausnützen, ohne doch die Grenze des gesetzlich Erlaubten zu überschreiten, empfindungslose Strebernaturen, die es mitunter im Leben weit bringen, die es verstehen, ihre Defekte zu verdecken, ihre niederen Begierden zu beherrschen. Auffällig sind dagegen jene aktiven Typen, die mit ihrer Unempfindlichkeit für alle höheren Gefühle, für Mitleid, Liebe und Freundschaft starke verbrecherische Triebe vereinigen. Oft besitzen sie eine rasche Auffassung und ein gutes Gedächtnis, haben aber keinen Sinn und keine Lust für geordnete Arbeit, denken nur an Verbrechen, die sie mit selbstverständlicher Grausamkeit ausführen; sie sind roh, verschlagen und tückisch, boshaft und rachsüchtig, schamlos und selbstgefällig, haben Freude am Quälen von Tieren und schwächeren Menschen. Meist sind sie enorm reizbar und zu Affektausbrüchen geneigt, bald unerschrocken mutig, bald feige, oft verfügen sie über eine überstarke Phantasie, lügen und renommieren. Mit ihrem übrigen Charakter kontrastieren manchmal merkwürdige Gefühle, Freude an der Natur, Liebe zu Blumen u. dgl. Mitunter sind sie auch nach einer vollbrachten Scheußlichkeit einer geringen Reue fähig, die aber bald wieder verschwindet und keineswegs nachhaltig genug ist, um der Ausführung einer neuen, für diese Individuen offenbar besonders lustbetonten Gemeinheit wirksam entgegenzutreten.

Ein Fall unserer Beobachtung, ein Sohn rechtschaffener Leute, war schon als Kind durch seine Zügellosigkeit, seine Neigung zu bösen Streichen, seine Roheit, seine Faulheit, seinen Hang zum Stehlen das Hauskreuz seiner Eltern. Mit sieben Jahren entwich er aus dem Elternhause und übernachtete im Freien. Bald darauf stahl er, um umherstreichen zu können, seiner Mutter eine Uhr; mit neun Jahren zündete er ein Haus an. Aus der Erziehungsanstalt, in die er verbracht wurde, brannte er nach einiger Zeit durch. Man versuchte es mit ihm an verschiedenen Lehrplätzen, doch hielt er es nirgends aus. Mit 15 Jahren zog er einige Zeit mit einer Karussellgesellschaft umher; er kümmerte sich nicht um seine Familie, hatte überall Streit. Von seinem 15. Lebensjahre an erhielt er zahlreiche Strafen, während deren Verbüßung er sich frech und flegelhaft benahm, sich nicht in die Ordnung fügte, schlechte Arbeit machte, über alles schimpfte, log, verleumdete, auszubrechen versuchte. Dabei eignete er sich während seiner Strafzeiten durch Lektüre allerhand Kenntnisse an. Innerhalb weniger Tage vor seiner letzten Verhaftung, der die Verurteilung zu einer langen Zuchthausstrafe folgte, erschwindelte er einen Revolver, bedrohte mit ihm eine Frau auf offener Straße, um Geld von ihr zu erpressen, stieg nachts über eine 2 m hohe Mauer in ein Haus ein, drang am nächsten Tage, indem er in einen Schuppen einbrach, in ein anderes Haus ein, wo er eine alte Frau, die ihm entgegenkam, bedrohte. Bei der Verhaftung rief er: „Als Spitzbub bin ich geboren, und will als Spitzbub sterben. 15 Jahre Zuchthaus oder einen Strick um den Hals ist für mich einerlei!" „Ein Glück für den Gendarm", äußerte er später, „daß ich bei der Verhaftung betrunken war". (Während der Strafverbüßung erkrankte er an einer Dementia praecox und wurde in eine Irrenanstalt übergeführt.)

Nicht selten finden sich die moralischen Defekte mit anderen psychopathischen Störungen, mit periodischen Verstimmungen, mit Zwangsvorstellungen u. dgl. vereinigt und man hat deshalb vielfach gewünscht, die Gruppe der moral insanity, die bei der hier gewählten weiten Umgrenzung sehr zahlreiche Varietäten umfaßt, unter die verschiedenen anderen Typen psychopathischer Persönlichkeiten zu verteilen. Vielfach werden nur die, glücklicherweise seltenen, zuletzt geschilderten aktiven Typen, die „geborenen Verbrecher", mit dieser Bezeichnung belegt.

Die moralische Minderwertigkeit kommt nicht selten erst in der Pubertätszeit zum Durchbruch. Gehört ja ein beträchtlicher Egoismus, ein überschüssiges Kraftgefühl, wie es oft die Amoralischen kennzeichnet, eine Neigung zum Verspotten und Quälen Schwächerer zu den normalen Eigenschaften dieses Alters, die sich bei abnormen Individuen ins Pathologische steigern können. Für die Gefühllosigkeit dieser Jungen ist ein Ereignis charakteristisch, das sich in einer Erziehungsanstalt zutrug. Zwei Burschen hatten beschlossen, um aus der Anstalt herauszukommen, einen anderen Zögling umzubringen; zwei andere, die zufällig von dem Anschlage hörten, erklärten sich ohne weiteres bereit, mitzutun. Alle vier gingen dann nachts an die Ausführung des wohlüberlegten Planes, dessen Vollendung erst durch die Dazwischenkunft von Aufsehern verhindert wurde. In einer Reihe von Fällen können sich die moralischen Defekte mit Abschluß der Pubertät wieder ausgleichen, eventuell unter der Einwirkung erzieherischer Maßnahmen, oft auch nur unter dem erzieherischen Einfluß des Lebens; namentlich kennt man Fälle, die der harte Kampf des amerikanischen Lebens wieder zurechtbog. Oft treten an die Stelle der mehr verblassenden moralischen Defekte andere psychopathische Störungen. Daß im Bilde der psychopathischen Persönlichkeit die moralische Minderwertigkeit im Pubertätsalter der Knaben verhältnismäßig häufig in den Vordergrund tritt, geht daraus hervor, daß im Jahre 1910 in der psychiatrischen Klinik in Wien bei 22 von 72 psychopathischen Persönlichkeiten unter 20 Jahren die Diagnose der moralischen Minderwertigkeit gestellt wurde, während sie sich bei 173 Erwachsenen nur einmal findet. Die Fälle, in denen die moralischen Defekte wieder zurücktreten, verdienen streng genommen die Bezeichnung des moralischen Schwachsinns nicht, bei dem man an dauernde Störungen denkt. Da aber eine Voraussage im einzelnen Fall oft sehr schwierig und unzuverlässig ist, da sich die Bilder psychopathischer Persönlichkeiten auch sonst vielfach ändern, da die Typen selten rein ausgeprägt sind und oft dieselben Fälle von verschiedenen Beobachtern zu verschiedenen Gruppen gezählt werden, so tut die Diagnose, wenn man nur weiß, daß sie nichts anderes als das Bild einer Persönlichkeit benennen will, keinen Schaden.

Mannigfache Anomalien des Charakters werden unter der Bezeichnung des hysterischen Charakters zusammengefaßt. Als Grundzug desselben kann wohl die Sucht der Hysterischen gelten, aufzufallen, eine Rolle zu spielen, sich überall in den Vordergrund zu stellen, vor den anderen, aber auch vor sich selbst, mehr zu scheinen, als sie sind, die anderen und sich selbst zu belügen. Aus diesem Bestreben ergibt sich ihr Hang zum Außergewöhnlichen, ihre Neigung zu exzentrischem Gebaren, zu extravaganten Handlungen, ihre Freude am Skandal, ihre Vorliebe für Absonderliches, für maßlose Anschauungen über Kunst und Leben, ihr Haschen

nach Sensation, ihr Sichberauschen an Phrasen, das Theatralische
und Gemachte in ihrem Wesen, das Übertriebene der Ausdrucksbewegungen — dies alles aber nicht bewußt gemaoht, sondern
mit der den Hysterischen eigenen Fähigkeit produziert, sich in
ihr schauspielerisches Tun einzuleben, ihre Pose überzeugend durchzuführen. Zur Erreichung ihrer Zwecke stehen der hysterischen
Persönlichkeit alle Ausdrucksbewegungen in wunderbarer Weise
zur Verfügung; der zornige Affekt des verletzten Rechtes, der
unversiegbare Tränenstrom der gekränkten Unschuld, die tragische
Pose der duldenden Märtyrerin werden mit der gleichen Virtuosität
gemimt, weil die entsprechenden Gefühle, wenn auch von außen
angeflogen, doch anders erlebt werden als beim Normalen. Doch
sind diese Gefühle, die allmählich das eigene, echte Gefühlsleben
verdecken, die beim Normalen vorhandenen dauernden gemütlichen
Beziehungen verdrängen, flüchtig, wandelbar, oberflächlich, die
Stimmungslage außerordentlich labil, die Neigungen wechselnd.
So entwickelt sich das Widerspruchsvolle der Elemente des hysterischen Charakters, jenes Gemisch von grobem Egoismus und selbst-
loser Aufopferungsfähigkeit, von Trotz und Nachgiebigkeit, von
überschwenglichem Idealismus und moralischer Verkommenheit,
von Gemütsroheit und phrasenhafter Sentimentalität. Die Sucht
sich hervorzutun, kann auf der einen Seite zu unnatürlicher Auf-
opferung, zum heldenhaften Ertragen von Beschwerlichkeiten
führen, kann andererseits haßerfüllte Angriffe gegen Personen
hervorrufen, die den Glanz ihrer Stellung zu verdunkeln trachten.
Gelingt es ihnen nicht, gefeiert zu werden, so wollen sie wenigstens
dadurch im Mittelpunkt des Interesses stehen, daß sie Mitleid erwecken, und so produzieren sie denn nicht selten eine Reihe von
Krankheitserscheinungen, fügen sich Verletzungen meist leichter,
selten schwerer Natur, zu, begehen sogar einen Selbstmord, um die
Aufmerksamkeit auf sich zu lenken.

Beim Entstehen dieses Charakterbildes, bei der Verwirklichung
der hysterischen Posen, namentlich aber auch bei dem Zustandekommen der später zu erörternden hysterischen körperlichen
Erscheinungen, spielt die erhöhte Fähigkeit des Hysterischen
zur Suggestion — zur Fremdsuggestion und Autosuggestion — eine
Rolle. Die Suggestion zeigt sich in der großen Beeinflußbarkeit
dieser Persönlichkeiten, in ihrer Anschmiegsamkeit und Anpassungsfähigkeit an das Milieu, in der hysterischen Leichtgläubigkeit.

Oft macht sie sich allerdings nur in der Auswahl der den Wünschen und Trieben entsprechenden Erscheinungen bemerkbar, in der Annahme phantastischer oder absurder Ideen, in der Nachahmung extravaganter Betätigungen. Die Autosuggestion zeigt sich in der erwähnten Fähigkeit, aufkeimende Gefühle, auftauchende Vorstellungen alsbald mächtig anwachsen zu lassen und in übertriebener Weise zum Ausdruck zu bringen. In besonderer Weise macht sie sich als krankhafte Lügenhaftigkeit (pathologische Lüge, Pseudologia phantastica) geltend. Bei manchen, den hysterischen jedenfalls verwandten, Persönlichkeiten steht diese Eigenschaft so sehr im Vordergrund des ganzen Bildes, daß man einen Typus vielfach nach ihr als pathologische Lügner oder, wenn sich die Neigung zum Lügen mit einer solchen zum Schwindeln verbindet, als pathologische Schwindler bezeichnet.

Häufig steht die pathologische Lüge mit einer Neigung zum Tagträumen oder Wachträumen in Verbindung, welche nicht selten in der Pubertät, namentlich beim weiblichen Geschlechte, eine vorübergehende Erscheinung bildet. Während das normale Kind, dessen Haupttätigkeit ja das Spiel und die Schöpfung phantastischer Produkte ist, seine Einbildungskraft an Objekten der Umwelt, an seinen Spielzeugen und sonstigen Gegenständen, betätigt, gruppieren sich die Wachträumereien um die eigene Person, führen das eigene Ich in besonderen Rollen und besonderen Situationen vor und kommen so der Neigung des Hysterischen nach Erhöhung der eigenen Persönlichkeit entgegen. Solche Träumer leben sich mit offenen Augen in dramatisch bewegte Träume, in denen sich ihre geheimsten Wünsche erfüllen, in denen sie die Rolle von Herrschern und Helden, von gefeierten Künstlern und Erfindern, von Meisterdetektivs und Räuberhauptleuten spielen, in denen sie sich erotische und sexuelle Abenteuer ausmalen, mit solcher Lebhaftigkeit ein, daß sie vorübergehend an die Wirklichkeit vergessen, mitunter sogar laut im Sinne ihrer Phantasien zu agieren beginnen und erst dadurch wieder zum Erfassen der Wirklichkeit zurückkehren. Bei jungen Menschen kommen diese, oft an die Lektüre sich anlehnenden, Phantasien bisweilen auch in gewissen Gewohnheiten des täglichen Handelns, in Bewegungen, Stellungen, Gesten, die denen ihrer Phantasiehelden entsprechen, zum Ausdruck.

Diese Neigung, sich in ein Traumleben einzuspinnen, die in manchen Fällen ein Anzeichen produktiven Künstlertums bildet,

hat in den meisten Fällen schädliche Folgen, indem sie die Willens-
kraft schwächt, die intellektuelle Ausbildung beeinträchtigt und
oft weltfremde Sonderlinge, schrullenhafte Dichterlingsnaturen
züchtet. Sozial weitaus schädlicher sind jene Elemente, die ihr
Traumreich nicht vor der Außenwelt abschließen, sondern im Gegenteil das Bedürfnis haben, ihre Phantasieprodukte der Umgebung
mitzuteilen und sie so zu belügen und zu beschwindeln.

Die pathologischen Lügen dieser Persönlichkeiten unterscheiden
sich von den gewöhnlichen Lügen dadurch, daß sie nicht ausschließlich Zwecklügen sind. Sie knüpfen zwar oft an einen bestimmten
Zweck an — wenn auch ein solcher, abgesehen von dem Bestreben,
interessant zu erscheinen, gelegentlich ganz fehlt —, verlieren
aber diesen Zweck später meist aus den Augen. Sie sind ferner
dem einzelnen Falle nicht in der Weise angepaßt wie die gewöhnlichen Lügen, sie sind viel reichhaltiger und umständlicher als
diese. Vor allem aber wirken sie oft deshalb so überzeugend, weil
ihrem Erfinder selbst Wahrheit und Lüge verschwimmen, weil
er in seinen Lügen lebt, sie selbst fast glaubt, sich mit seiner Rolle
identifiziert und deshalb mit großer Sicherheit auftritt. Man
findet junge Leute unter diesen Typen, die ständig lügen, fast ohne
es zu wissen, die kein wahres Wort herausbringen, die alles, oft
ohne irgendwelchen Vorteil, entstellen. Während in manchen
Fällen die phantastischen Erzeugnisse dieser Persönlichkeiten ganz
unwahrscheinlich und absurd sind, gelingt es anderen, bei ihren
Vorspiegelungen lange Zeit hindurch die Grenze des Wahrschein-
lichen einzuhalten und so durch ihre Lügereien, Betrügereien und
Schwindeleien großen Schaden anzustiften; meist steigern sie sich
schließlich doch dermaßen in ihre lügenhafte Tätigkeit hinein,
daß ihre Kritik versagt und sie blindlings in ihr Verderben rennen.
Nicht selten ersinnen Hysterische, bloß um sich interessant zu
machen, komplizierte Verleumdungen. In der Pubertätszeit hysterischer Mädchen bilden besonders Erzählungen von sexuellen
Attentaten durch die plastische Kraft und die Überzeugtheit ihrer
Darstellung eine Gefahr für die Beschuldigten. Bei heranwachsenden Knaben sind es oft Träume von einem ungebundenen,
abenteuerlichen Leben, die zu allerhand Diebstählen, zur Beschaf-
fung von Geld und Waffen für kriegerische Expeditionen, von
physikalischen und Photographenapparaten für Forschungsreisen,
zur Bildung von Räuberbanden Anlaß geben. Mitunter werden

auch absichtlich Situationen herbeigeführt, die die Glaubhaftigkeit einer Erzählung — von einem sexuellen Attentat, von einem räuberischen Überfall — erhöhen sollen. Ein 15jähriger Junge unserer Beobachtung fesselte sich selbst und steckte sich einen Knebel in den Mund, als ihm von seiner Lehrmeisterin das Geld für das Abendessen gekürzt werden sollte — angeblich, um so seine Entlassung herbeizuführen und dann Selbstmord zu begehen. Er gab an, daß er durch Zeitungslektüre auf diese Idee gekommen sei. Die Labilität des Persönlichkeitsbewußtseins, das vielen dieser Persönlichkeiten eignet, kann zum Auftreten ausgesprochen psychotischer Zustände — manchmal in direkter Entwicklung aus Tagträumereien — führen, welche später zu besprechen sein werden.

Oft sind die hysterischen Persönlichkeiten und die pathologischen Lügner Menschen von guter formaler Begabung, regsam, eindrucksfähig, mit guten Manieren und gewandtem Auftreten, nicht selten von einer inneren Hohlheit, die von einer blendenden Außenseite verdeckt wird. Manche von ihnen sind beschränkt oder sogar schwachsinnig und fallen dann durch die Ärmlichkeit ihrer Phantasieprodukte, durch die Plumpheit ihrer Lügen und ihrer schauspielerischen Leistungen auf.

Erwähnenswert ist, daß bei den geschilderten Persönlichkeiten der Hang zum Lügen und Schwindeln oft unabhängig von äußeren Einflüssen in auffälliger Weise schwankt, daß ihre Einbildungskraft in manchen Zeiten besonders üppig blüht, zu anderen Zeiten aber in ihrer Tätigkeit zurücktritt. Man wird in diesem, auch bei den anderen Typen psychopathischer Persönlichkeiten häufigem Verhalten endogene Schwankungen erblicken dürfen, die ja auch in den psychischen Vorgängen der Normalen zutage treten und welche Übergänge zu den teils bereits erwähnten, teils später zu besprechenden Erscheinungen der produktiven Abnormität vermitteln.

Zur Verhütung der Entgleisung der zu einer hysterischen oder pseudologistischen Entwicklung neigenden Persönlichkeiten ist eine richtige Führung gerade im Entwicklungsalter, das mit der großen Zahl neuer Erlebnisse und dem Erwachen des Geschlechts- und Liebeslebens der Phantasie besonders reichliche Nahrung gibt, von großer Bedeutung. Verhütung von Müßiggang durch zweckmäßige und dabei das Interesse in Anspruch nehmende Arbeit,

Verhinderung einer Isolierung, die die Träumereien begünstigt, andererseits aber Schutz vor schlechter Gesellschaft, sind gerade bei solchen Abnormen von größter Wichtigkeit. Die schädigende Wirkung sensationeller Lektüre und aufreizender Kinovorstellungen ist bei solchen Persönlichkeiten noch größer als bei anderen psychopathischen jungen Leuten. Es gibt eine genügende Anzahl von Beobachtungen, die dartun, daß Kinoaufführungen und Lektüre — so z. B. die Berichte über die Schwindeleien der Thérèse Humbert — den Anstoß zu verbrecherischen Handlungen junger Menschen gaben, die sich direkt an das ihnen vorgeführte Muster anlehnten.

Außer für die geschilderten Charaktere wird die Bezeichnung hysterisch noch für zwei Reihen abnormer Erscheinungen gebraucht, für körperliche Symptome und für vorübergehende seelisch abnorme Zustände (accidents mentaux). Diese Erscheinungen stehen nicht in einem regelmäßigen Zusammenhange mit dem hysterischen Charakter. Vielmehr gibt es Persönlichkeiten, die diesem Charaktertypus entsprechen, ohne daß sich bei ihnen jemals hysterische körperliche Symptome oder hysterische Zufälle einstellten, andererseits kommen diese beiden Gruppen hysterischer Erscheinungen bei den verschiedenartigsten psychopathischen Persönlichkeiten, manchmal aber auch bei geistig durchaus hochstehenden, charaktervollen, energischen Menschen vor. Immerhin pflegen sie sich verhältnismäßig oft zum hysterischen Charakter zu gesellen.

Haben wir bei den neurasthenischen Persönlichkeiten das häufige Auftreten funktioneller, körperlicher Störungen kennen gelernt, die nicht mit bestimmten seelischen Vorgängen in Zusammenhang stehen, so haben wir es in den hysterischen körperlichen Symptomen gleichfalls mit funktionellen, einer organischen Grundlage entbehrenden Erscheinungen zu tun, die jedoch mit seelischen Inhalten verständlich zusammenhängen, durch bestimmte Erlebnisse verursacht sind und sich in ihrem Verlaufe durch psychische Einwirkungen direkt beeinflussen lassen: So, wenn nach einem Stoß auf den Arm eine Lähmung entsteht, die sich durch Suggestion beseitigen läßt, wenn die Befürchtung eines Herzleidens Anfälle von Herzklopfen auslöst, wenn ein Schreck eine langdauernde Unfähigkeit zu sprechen hinterläßt, durch ein anderes psychisches Erlebnis die Sprache plötzlich wiederkehrt, wenn der Anblick abnormer körperlicher Erscheinungen, sei es hysterischer, sei es

organisch bedingter, z. B. choreatischer Bewegungen, ähnliche
Erscheinungen hervorruft, wenn der Wunsch, durch Krankheit
interessant zu erscheinen, aus der Umgebung wegzukommen, Aufnahme in ein Spital zu finden, Krämpfe veranlaßt, die sich durch
irgendwelche Manipulationen schnell kupieren lassen, wenn infolge
einer ärztlichen Untersuchung der Hautempfindlichkeit für Berührungen und Stiche Störungen derselben, Unempfindlichkeit
gegen Schmerz u. dgl., entstehen, und viele andere Beispiele. Wir
sehen in einem Teil dieser Beispiele ohne weiteres die Bedeutung
der Suggestion und Autosuggestion, Nachahmung, Erreichung
eines Zweckes, Erfüllung eines Wunsches, für die Entstehung
dieser Störungen, wir sehen, daß ein Teil von ihnen einer Steigerung
normaler Ausdrucksbewegungen entspricht — Stummheit infolge
eines „sprachlos“ machenden Schreckens —. Manchen dieser
Erscheinungen kommt die Neigung zu, sich zu fixieren, nicht
wie beim Normalen mit dem Wegfall des Anlasses zu verschwinden,
andere haben die Neigung, sich später auf geringfügige, dem ursprünglichen Erlebnis nicht adäquate Anlässe zu wiederholen.
Gemeinsam ist diesen Erscheinungen, daß dem Kranken die Kenntnis ihrer psychischen Bedingtheit fehlt, daß er ihnen wie einer
körperlich bedingten Erkrankung gegenübersteht. (Die Entstehung
körperlicher Störungen durch Nachahmung kommt im jugendlichen
Alter häufig auch bei nicht hysterischen Persönlichkeiten vor; so
wurden ganze Klassenepidemien von Zittererscheinungen, Krämpfen
u. dgl. beschrieben. Die Suggestibilität ist ja eine innerhalb gewisser, für verschiedene Lebensstufen und Bevölkerungskreise verschiedener Grenzen eine normale Erscheinung.)

Mit den gegebenen Beispielen sind die Entstehungsmechanismen
der hysterischen Symptome nicht erschöpft. So weisen B r e u e r
und F r e u d darauf hin, daß sich ein an unlustvolle Erlebnisse
geknüpfter Affekt, dadurch daß dieses Erlebnis zur Seite geschoben,
der Affekt unterdrückt, „verdrängt“ wird, in körperliche Symptome
umwandeln kann, die mit dem ursächlichen Erlebnis durch eine
gewisse zeitliche oder auch nur durch eine symbolische Beziehung
verknüpft sind: so, wenn ein während des Essens entstandener
schmerzlicher Affekt oder aber ein in einer peinlichen Situation
sich einstellendes Ekelgefühl hysterisches Erbrechen erzeugen.
Während bei den früher erwähnten Entstehungsarten der Anlaß
des hysterischen Symptoms — z. B. ein Unfall — dem Kranken

3*

bewußt sein kann, ist bei dem letzten Modus, der „Konversion", die Erinnerung an das Erlebnis von normalen Bewußtsein „abgespalten", nur durch besondere Einwirkungen, Hypnose oder dgl., reproduzierbar.

Oft sind die hysterischen Erscheinungen durch die Divergenz zwischen dem vom Kranken gemeinten und dem wirklich bestehenden Ausfall charakterisiert, der die hysterischen Erscheinungen oft den simulierten so ähnlich macht, aus denen sie nicht selten durch das Entgleiten der Simulationstendenz ins Unterbewußte hervorgehen. So gibt es Kranke, die hauchend, stimmlos (aphonisch) sprechen und dabei mit voller Stimme singen, andere, die nicht zu stehen und gehen vermögen (Astasie-Abasie), während sie beim Liegen alle Bewegungen tadellos ausführen. (Dieselbe Divergenz findet sich auch, wie wir sehen werden, auf psychischem Gebiet.) In anderen Fällen verraten abnorme Erscheinungen durch ihre dem organischen Bau widersprechende Anordnung ihre Entstehung durch Vermittlung bestimmter Vorstellungen: so wenn eine Lähmung Muskeln in einer absonderlichen Gruppierung befällt, wenn eine Empfindungsstörung genau mit dem Ansatz eines Gliedes, z. B. dem Handgelenk, absetzt, nicht aber dem Innervationsgebiet bestimmter Nerven entspricht. In anderen Fällen wieder sind hysterische Störungen durch ihre Massivität, ihre Übertriebenheit gekennzeichnet. Oft erweisen sich hysterische Erscheinungen nur durch ihre suggestive Beeinflußbarkeit als solche, während der Anlaß ihrer Entstehung in Dunkel gehüllt ist. Bei manchen körperlichen Störungen sind hysterische und nicht hysterische — automatische — Komponenten mit einander gemischt und schwer zu trennen, in anderen Fällen ist eine Entscheidung darüber, welcher Gruppe die Störungen angehören, nicht möglich. In solchen Fällen bleibt der subjektiven Willkür ein weiter Spielraum, um sich in der mehr oder weniger überzeugenden Eruierung verdrängter Komplexe, in der Aufdeckung symbolischer Beziehungen als Ursachen der körperlichen Erscheinungen zu betätigen. Freud und seine Schüler haben auf diese Weise manchmal einleuchtende Zusammenhänge gefunden, in vielen Fällen aber sich in phantastischen Deutungen ergangen.

Die Mannigfaltigkeit hysterischer körperlicher Erscheinungen ist unendlich. Ein Teil von ihnen ist sehr häufig, tritt in einer großen Zahl von Fällen in sehr ähnlicher Weise auf, andere sind selten und einzelne Fälle bringen immer wieder neue, bisher nicht beobachtete Symptome zum Vorschein. Hier seien nur einige aufgezählt. Schmerzen hysterischer Art können in allen Gebieten des Körpers vorkommen, teils als spontan auftretende Schmerzen, teils als Schmerzen beim Druck auf bestimmte Punkte (hysterische Druckpunkte). Gewisse Lokalisationen — seitliche Halsgegend, Brüste, Gegend der weiblichen Eierstöcke (das Symptom wird als Ovarie bezeichnet) — sind als Druckpunkte besonders beliebt. Bisweilen lassen sich durch Druck auf diese Stellen anfallsweise auftretende hysterische Störungen — Zittererscheinungen, Krampfanfälle u. dgl. — auslösen oder aber kupieren. Von anderen abnormen Sensationen ist der sogenannte Globus hystericus, das Gefühl, als ob eine Kugel im Hals läge oder sich etwa vom Magen gegen den Hals hinauf bewegte, eine der häufigsten. Zu den gewöhnlichsten Erscheinungen gehört ferner eine Herabsetzung der Empfindlichkeit für Hautreize verschiedener Art; bei manchen Hysterischen kann man ganze Hautfalten durchstechen, ohne daß sie es spüren, wobei es sehr häufig auch nicht zum Austritt von Blut kommt. Diese Sensibilitätsstörungen betreffen oft eine ganze Körperseite, genau in der Mitte abschneidend, oder aber einzelne Glieder oder Teile derselben, halten sich aber nicht an das Verbreitungsgebiet bestimmter Nerven. Mit dieser Sensibilitätsstörung ist auch häufig eine Herabsetzung der verschiedenen, durch Streichen und Kitzeln hervorzurufenden Haut- und Schleimhautreflexe, der Bauch- und Fußsohlen-, der Nasenkitzel- und Ohrenkitzel-, der Hornhaut- und Rachenreflexe, verbunden. Weniger häufig sind Störungen auf dem Gebiete der Sinnesorgane, mit Ausnahme der sehr verbreiteten konzentrischen Einengung des Gesichtsfelds. Im übrigen werden Blindheit, Taubheit, Doppelt- und Mehrfachsehen, Störungen des Farbensehens, des Größensehens — alle Gegenstände erscheinen abnorm klein oder abnorm groß, riesenhaft —, Verzerrung der Formen und vieles andere beobachtet. Auch an den inneren Organen können sich mannigfache hysterische Störungen lokalisieren: Hysterischer Husten, Asthmaanfälle, Herzklopfen, Erbrechen, Durchfälle, Aufblähung des Leibes (Meteorismus) — bisweilen kann sich ein Symptomenkomplex entwickeln, der das Vorhandensein einer Schwangerschaft vortäuscht —, Appetitlosigkeit (Anorexie mentale). Die letzte Erscheinung scheint sich bei Mädchen in der Pubertät bisweilen in Zusammenhang mit aufkeimenden sexuellen Empfindungen, die als unkeusch empfunden und daher abgetötet werden sollen, einzustellen. Von Störungen der Motilität kommen sowohl Lähmungs- als auch Krampferscheinungen häufig vor. Die Lähmungen können mit Kontrakturen (durch Spannung der Muskulatur bedingte Fixation der Extremitäten) verlaufen. Die Kontraktur ist meist sehr stark und nimmt bei dem, in der Regel sehr schmerzhaften Versuch, sie zu überwinden, zu. Auch Gelenkkontrakturen kommen vor, die im Vereine mit heftigen Gelenkschmerzen — Gelenkneuralgie — eine Gelenkaffektion vortäuschen können. (Die Differential-diagnose gegenüber einem organischen Leiden ist oft, besonders bei den letzterwähnten hysterischen Symptomen, nicht leicht, namentlich wenn sie sich, wie das nicht selten der Fall ist, an echte Körperkrankheiten anschließen. Bisweilen gelingt es, durch Hypnose oder bei manchen Störungen — z. B. Kontrakturen — durch Chloroformnarkose die richtige Diagnose zu stellen.) Nicht selten sind Stimmbandlähmungen mit Stimmlosigkeit (Aphonie), vollständige Unfähigkeit zu sprechen (Mutismus), Stottern; selten sind Stimmritzenkrämpfe mit heftiger Atemnot. Auch Gähn- und Nießkrämpfe, Schluchzen (Singultus), Aufstoßen (Ructus) als Folge von Luftschlucken (Aérophagie hystérique) kommen als hysterische Symptome vor, ebenso Zittererscheinungen, rhythmische Muskelkrämpfe u. dgl. mehr.

Die als hysterische Krämpfe bekannten komplizierten motorischen Erscheinungen verbinden sich sehr häufig mit abnormen psychischen Symptomen und werden oft von solchen gefolgt. Die größte Kompliziertheit zeigen die als Form der grande hystérie (Charcot) von den Franzosen beschriebenen, bei uns ziemlich seltenen Anfälle. Sie zerfallen in mehrere Stadien. Nach einleitenden körperlichen, oft mit einem Angstgefühl einhergehenden Sensationen setzt der Krampfanfall ein. Der Kranke fällt hin — allerdings meist nicht so brüsk wie der Epileptiker und verletzt sich deshalb auch selten —, es setzt eine Starre der Muskulatur ein, welche sehr bald von leichten Zuckungen und dann von großen Bewegungen und allerhand Verdrehungen des Körpers (Clownismus) — Herumschleudern der Glieder, Umherrollen des Körpers, arc de cercle (Rückwärtsbeugen des Körpers, so daß nur Kopf und Fersen den Boden berühren) — abgelöst wird. Es folgt die Phase der attitudes passionelles, der leidenschaftlichen Stellungen, in welcher unter dem Einflusse von Sinnestäuschungen mit den entsprechenden Gesten und Ausdrucksbewegungen alle möglichen Affekte und Situationen durchlebt werden. Nach einem ruhigen deliranten Stadium, in welchem oft Tierhalluzinationen vorkommen, klingt der Anfall allmählich ab. Viel häufiger als diese großen Anfälle sind solche, die aus mannigfaltigst kombinierten Teilerscheinungen desselben bestehen. Mitunter können sie den epileptischen Anfällen außerordentlich ähneln, in der Regel unterscheiden sie sich von diesem schon durch das Outrierte der Bewegungen; ferner fehlen ihnen meist die klassischen Zeichen des epileptischen Anfalls: die Pupillenstarre, Zungenbiß, Verletzungen und Urinabgang. Oft lassen sie sich durch äußere Einflüsse — Druck auf bestimmte Körpergegenden, Faradisation u. dgl. — kupieren.

In manchen Fällen schließen sich den Krampfanfällen S c h l a f - z u s t ä n d e an, die auch isoliert vorkommen und sich über Tage, Monate, selbst Jahre hinziehen können und die sich häufig mit eigenartigen Spannungserscheinungen in der Muskulatur, mit sogenannten kataleptischen Erscheinungen, verbinden. Diese Starrezustände, die man bisweilen durch Hypnose erzeugen kann und die bei Hysterischen auch außerhalb von Schlafzuständen, in Zuständen traumhaft veränderten Bewußtseins, vorkommen, sind dadurch gekennzeichnet, daß man beim Versuch die Glieder der Kranken zu bewegen, einem durch mäßige Kraftanstrengung zu überwindenden Widerstand begegnet — wie wenn man Wachs knetet, daher wächserne Biegsamkeit (Flexibilitas cerea) —, daß aber dann die Glieder die ihnen erteilten Stellungen, oft recht unbequemer Art, bisweilen auch stundenlang beibehalten — eine Muskelleistung, die ein normaler Mensch kaum zustande bringt. Bei einer Kranken unserer Beobachtung, die spontan Schlafanfälle mit kataleptischen Erscheinungen bekam, ließen sich die gleichen Erscheinungen auch durch Hypnose hervorrufen; durch schmerzhafte Reize — faradischer Pinsel — gelang es, die Zustände zu unterbrechen. Häufig schieben sich in diese Schlafzustände vorübergehende delirante Erscheinungen oder sogenannte somnambule Zustände ein, in denen die in einem veränderten Bewußtseinszustand befindlichen Kranken komplizierte Handlungen begehen können, an welche sie sich nach dem Erwachen nicht erinnern. Solche somnambule Zustände, die durch fließende Übergänge mit den hysterischen Dämmerzuständen verbunden sind, können sich auch im Anschluß an Krampfanfälle oder aus dem normalen

Schlaf heraus einstellen (Schlafwandeln, Noktambulismus). Als vorübergehende psychisch abnorme Zufälle kommen auch die bei den Krämpfen erwähnten hysterischen Delirien vor, die mit einer Bewußtseinstrübung und fehlender Orientierung über Zeit, Ort und Umgebung einhergehen und in denen halluzinatorisch erlebte Situationen, sei es religiöser, sei es sexueller oder sonstiger Art, theatralisch aufgeführt werden. Oft ist es das auslösende Ergebnis, ein Unfall, ein geschlechtliches Attentat, das in diesen Zuständen mit dem Ausdrucke des heftigsten Affektes jedesmal von neuem durchlebt wird (Reminiszenzdelirien). Auch Zustände schwerer Erregung mit sinnlosem Schreien und Toben kommen auf hysterischer Grundlage vor. Symptomatologisch ähneln manche Zustände den vorübergehenden Psychosen der Epileptiker. Gemeinsam ist auch den hysterischen und epileptischen Psychosen, daß ihre Erlebnisse von den Kranken hinterher nicht erinnert werden (Amnesie). Selten ist diese Amnesie eine vollkommene. Bei Hysterischen besteht vielmehr in der Regel eine getrübte, traumhafte, summarische Erinnerung an die wesentlichen Vorgänge der Psychose, während sich Epileptiker häufig nur an einzelne unwesentliche Details erinnern.

Bei Hysterischen kommen auch Erinnerungsdefekte eigentümlicher Art vor, die sich auf mehr oder weniger lange Zeitabschnitte ihres Lebens beziehen, in denen sie sich in einem normalen Bewußtseinszustande befanden. Diese Amnesien können vorübergehen, wiederkehren und lassen sich oft durch Hypnose beseitigen. Die Kranken mit solchen Amnesien zeigen in der Regel in ihrem Benehmen eine unbewußte Beeinflussung durch die ausgeschalteten, „abgespaltenen“, „verdrängten“ Erinnerungen, ein Gegensatz zwischen wirklich bestehenden und scheinbar — im bewußten Seelenleben des Kranken — vorhandenen Defekten, auf welchen wir bereits bei der Besprechung der körperlichen hysterischen Symptome hingewiesen haben. (Eine Abspaltung von Vorstellungen, die dennoch im wachen Bewußtsein ihre Wirkungen entfalten, können wir auch durch Hypnose erzielen — deren Mechanismen ja von vielen für übereinstimmend mit den hysterischen gehalten werden — in Form der sogenannten posthypnotischen Aufträge, welche bewirken, daß der Hypnotisierte nach dem Erwachen ihm in der Hypnose aufgetragene Handlungen ausführt, an die er sich mit Bewußtsein nicht erinnert.)

Eine weitgehende Abspaltung normaler Bewußtseinsvorgänge tritt uns in den sogenannten hysterischen Dämmerzuständen entgegen, in denen eine förmliche Verschiebung des Bewußtseins, ein „verändertes Bewußtsein" — zum Unterschiede von Bewußtseinstrübung — auftritt, in denen die Kranken sich geordnet und unauffällig benehmen können — bisweilen schieben sich allerdings plötzliche auffällige, manchmal gewalttätige Handlungen ein —, während sie hinterher dem durchlebten Zustande fremd gegenüber stehen und an ihn keine oder eine nur sehr lückenhafte Erinnerung bewahren. Manche zwecklose Reisen, von denen Zeitungsberichte gelegentlich melden — der in der psychiatrischen Literatur berühmteste Fall ist der eines Kaufmanns, der plötzlich auf der Rhede von Bombay zu sich kam —, sind auf solche Dämmerzustände zurückzuführen. Besonders bemerkenswert sind Fälle aus der französischen Literatur, in denen Kranke in wiederholt auftretenden Dämmerzuständen das Leben einer von ihrem normalen Zustand völlig verschiedenen Persönlichkeit immer wieder dort fortsetzten, wo es im vorigen Dämmerzustande aufgehört hatte, während sie in den Dämmerzuständen nichts von den Erlebnissen des anderen Zustandes wußten und umgekehrt (alternierendes Bewußtsein). Manche Dämmerzustände sind durch Anomalien der Stimmung, durch Wahnvorstellungen oder andere Eigentümlichkeiten kompliziert. Bei jungen Männern konnten wir wiederholt kurzdauernde Dämmerzustände beobachten — gelegentlich wurden sie durch Alkohol ausgelöst —, in denen Verfolgungen durch eine Dame eine Rolle spielten. Bisweilen werden solche Vorstellungen ins normale Bewußtsein hinübergenommen und dort eine Zeitlang festgehalten. Plötzlich auftauchende Ideen von Verfolgung, meist durch Personen anderen Geschlechts, kommen ebenso wie vereinzelte Sinnestäuschungen bei Hysterischen auch ohne Bewußtseinsänderung nicht selten vor: Ein Mädchen läuft plötzlich in großer Angst nach Hause, weil sie von Männern verfolgt wird, eine andere sieht abends an der Wand einen Mann mit schwarzen Haaren und schwarzem Bart u. dgl. Der Zusammenhang mit nicht eingestandenen, „verdrängten" sexuellen Wünschen ist für manche Fälle. einleuchtend. Auf dem Boden einer mehr oder weniger veränderten Bewußtseinslage kann es auch zu falschen Selbstbeschuldigungen kommen. Nicht selten kommen Hysterische mit der Angabe zur Polizei, daß sie ihre Geliebte oder ihren Ge-

liebten getötet oder verletzt haben. Meist ging solchen Selbst-
anklagen ein Streit voraus und führte zur Erfüllung des verdrängten
Wunsches nach Rache in der Psychose.

Erscheinungen, wie sie bei spiritistischen Sitzungen vorkommen,
die so lange nicht als krankhaft gelten können, als sie dem Willen
des Einzelnen unterworfen bleiben, nur dann auftreten, wenn man
sich auf sie einstellt, können dem Willen entgleiten und so zu Symptomen hysterischer Psychosen werden. Ein 19jähriger Student
unserer Beobachtung, aus einer Künstlerfamilie stammend, schwär-
merisch veranlagt, mit hohen Kunstidealen und ausgeprägter Neigung
zu Tagträumereien, nahm seit einigen Monaten im Kreise seiner
Familie an spiritistischen Sitzungen teil. Eines Tages hörte er auf
zu schlafen, wollte nichts essen, versperrte seine Tür und brachte
außen einen Zettel an: „Es darf niemand ins Zimmer, ich spreche
mit Geistern". Auf Klopfen öffnete er nicht, erschien aber nach
einer Weile mit ganz verändertem Gesichtsausdruck und in starr auf-
gerichteter Körperhaltung und erklärte seinen Angehörigen: Er sei
der Messias, habe Befehle bekommen; der Antichrist regiere die Welt,
er müsse die Welt erlösen, müsse Prüfungen durchmachen, ob er
würdig sei. Dabei hielt er bald die Hände gefaltet, die rhythmisch
zuckten, bald schlug er sich mit der einen Hand rhythmisch an die
Brust. Vor Ausbruch der Psychose hatte sich der Kranke, erst in
Gesellschaft, dann allein mit Tischrücken und Klopfen beschäftigt,
hatte sich dann beim Schreiben eines Dramas — hierin von seiner
Mutter bestärkt! — vom Geiste Shakespeares durch ein- oder zwei-
maliges Klopfen eine zustimmende oder ablehnende Kritik zugehen
lassen! In der Klinik gesundete der Kranke schon am Tage nach
seiner Einlieferung, wie er angab, weil er sah, daß sein Zustand
seiner Mutter großen Kummer bereite. Der Kranke berichtete, daß
er in der Psychose nicht nur Bewegungsimpulse in der klopfenden
Hand — „das Gefühl einer fremden Kraft zugleich mit dem eigenen
Willen" — gehabt, sondern daß er auch eine „innere Stimme"
— artikulierte Worte ohne sinnlichen Klang — gehört hatte.

Namentlich die Haft — Untersuchungs- oder Strafhaft —
verleiht hysterischen Dämmerzuständen oft ein eigentümliches
Gepräge: so findet sich oft ein sinnloses Vorbeiantworten auf ganz
einfache Fragen — z. B. wieviel ist 2×2 — oder ein falsches Benennen ganz gewöhnlicher Gegenstände, oft hervorgegangen aus
der Absicht, Blödsinn zu simulieren (Ganserscher Dämmer-

zustand), oder das Gehaben eines ängstlichen kleinen Kindes und dergleichen mehr. Oft machen solche Dämmerzustände uneingestandene Wünsche oder Tagträumereien wahr, aus denen sie sich gelegentlich direkt entwickeln.

Die Labilität des Persönlichkeitsbewußtseins, die manchen Hysterischen und Pseudologisten zukommt, läßt gelegentlich derartige Psychosen, in denen Träume von einem Erfinderdasein, von Ruhm und Weltbeglückung sich verwirklichen, bei normalem Bewußtsein entstehen; sie hinterlassen dann auch eine gute Erinnerung. Einen günstigen Boden gibt auch für diese Psychosen namentlich die Haft ab; bietet sie doch umsomehr Anlaß zu einem autosuggestiven sich Hineinsteigern in eine Psychose, als diese nicht nur die unangenehmen Befürchtungen oder peinlichen Vorwürfe verdrängt, sondern auch durch die Versetzung in eine Irrenanstalt direkte Vorteile schafft und eventuell auch der Hoffnung entgegenkommt, für unzurechnungsfähig erklärt zu werden. Ähnlich wie in der Haft spielt auch gelegentlich in anderen peinlichen Situationen die hysterische Psychose die Rolle der „Flucht aus der Wirklichkeit"; bisweilen entsteht sie — wie auch körperliche hysterische Symptome — nach einem Unfall infolge des „Wunsches" nach einer Rente oder als „Zweckpsychose" zur Aufnahme in eine Anstalt. Sehr häufig ist bei solchen Zuständen die Grenze gegen die Simulation schwer zu ziehen, oft vermischen sich simulierte und hysterische Züge aufs innigste. Gelegentlich verrät sich der Dämmerzustand dem erfahrenen Kenner durch eine eigentümliche Veränderung des Gesichtsausdrucks, den man direkt als „dämmerhaft" bezeichnet. In der Regel mischen sich dem Dämmerzustand auch körperliche hysterische Erscheinungen bei, die allerdings auch fast durchwegs simulierbar, d. h. willkürlich und bewußt erzeugbar sind.

Die hysterischen Erscheinungen körperlicher und psychischer Art setzen mit großer Vorliebe zurzeit der Pubertät ein, wenn auch Fälle von kindlicher Hysterie nicht selten sind. Etwa in $^3/_4$ der Fälle dürften sie vor dem 20. Lebensjahre, in 30—40 % aller Fälle zwischen dem 15. und 20. Lebensjahre zum ersten Male in Erscheinung treten. Kraepelin bezeichnet eine Gruppe von Fällen, bei denen es in jugendlichem Alter — wie Kraepelin annimmt wegen einer verzögerten, mangelhaften Ausbildung der höheren Willensleistungen — zur Ausbildung hysterischer Erscheinungen kommt, die sich später wieder verlieren, als „Entwicklungshysterie". Abgesehen davon, daß das weibliche Geschlecht unter diesen Fällen, ebenso wie bei allen Erscheinungsformen der „Hysterie", prävaliert, sollen sich diese vorübergehenden hysterischen Symptome besonders bei den niederen Volksklassen zeigen, namentlich bei Mädchen, die vom Lande oder aus kleinen Städten in die Großstadt kommen und auf die nun eine Reihe von Schädlichkeiten, das Gefühl der Hilflosigkeit, der Druck des Zwanges von seiten der oft wenig rücksichtsvollen, die jugendlichen Kräfte übermäßig ausbeutenden Umgebung, der Mangel an Aufsicht, die mannigfaltigen Verführungen, in besonderem Maße einwirken. Die — vorübergehende — Entwicklungshysterie bildet nach Kraepelins Ansicht die überwiegende Mehrheit aller Erkrankungen an Hysterie überhaupt. (Die Dauerformen der Hysterie bezeichnet Kraepelin als Entartungshysterie.)

In unserer bisherigen Darstellung haben wir eine Reihe von körperlichen Störungen besprochen, haben aber andere nicht erwähnt oder bloß gestreift, die jetzt eine kurze Schilderung erfahren sollen. Zum Teil kommen diese Störungen bei den verschiedensten abnormen Typen, zum Teil aber — sei es auf die Pubertät beschränkt, sei es sich durch das ganze Leben hinziehend — bei sonst normalen Menschen vor. Eine sehr häufige Erscheinung der Pubertätsjahre sind die verschiedenen Formen des Kopfschmerzes; man findet sie in mehr oder weniger regelmäßiger Wiederkehr in den höheren Mittelschulklassen außerordentlich häufig, bei Mädchen wohl häufiger als bei Knaben. Sie bilden oft eine Teilerscheinung der vor allem im Entwicklungsalter, aber auch später, namentlich bei Mädchen, auftretenden Chlorose (Bleichsucht), einer Krankheit, die mit einer Verminderung des Hämoglobingehaltes im Blute, mit Herzklopfen, Appetitlosigkeit, Stuhlverstopfung, oft mit allerhand neurasthenischen Symptomen, bei Mädchen mit Menstruationsanomalien, einhergeht und durch Eisenpräparate meist in eklatanter Weise zu beeinflußen ist. Unter den Formen des Kopfschmerzes, die — manchmal als isoliertes Zeichen nervöser Veranlagung — häufig in der Pubertät einsetzen, ist die durch ihr gewöhnlich familiäres Auftreten charakterisierte Migräne zu erwähnen — eine Form meist halbseitigen Kopfschmerzes, die mit Magenübelkeiten, Brechreiz, Erbrechen, großer Empfindlich-

keit gegen Sinneseindrücke einherzugehen pflegt und oft von allerlei
Störungen im Bereiche der Sinnesorgane eingeleitet oder begleitet
wird — Augenflimmern, Gesichtsfeldverdunklungen u. dgl. —, die
bisweilen an die als Aura bezeichneten Vorboten des epileptischen
Anfalls erinnern. Daß bei der Entstehung dieses Leidens gelegentlich auch die Nachahmung eines leidenden Familienmitgliedes
eine Rolle spielt, ist möglich. Auch ein anderes anfallsweise auftretendes nervöses Leiden, das sogenannte nervöse Asthma,
Bronchialasthma, beginnt häufig in der Zeit der Pubertät, oft schon
in den Kinderjahren. Es besteht in Anfällen von heftiger Atemnot
mit mangelhafter Ausatmung (wodurch es im Anfall zu einer vorübergehenden Blähung der Lunge kommt), die — selten bei kleinen
Kindern, häufig aber bei größeren und bei Erwachsenen — von
Erstickungsangst begleitet sind und die in der Regel mit dem Aus-
husten eines charakteristischen zähen Schleimes endigen. Sowohl
in diesem Auswurf als auch im Blute lassen sich beim echten Asthma
charakteristische Veränderungen nachweisen. Unter den unendlich
mannigfaltigen Behandlungsmethoden dieses Leidens, bei denen
der psychischen Beeinflussung meist eine nicht zu unterschätzende
Bedeutung zukommt, scheint sich in neuerer Zeit eine systematisch
durchgeführte Atmungsgymnastik gut zu bewähren.

Störungen des Schlafes — Schreien, Sprechen, Weinen im
Schlafe — scheinen in der Entwicklungszeit sehr häufig vorzu-
kommen. Auch vereinzelte Anfälle von Nachtwandeln scheinen
sich gelegentlich bei sonst nicht auffällig abnormen jungen Menschen
einzustellen. Ein 18jähriger junger Mann unserer Beobachtung, bei
dem sich nennenswerte pathologische Züge nicht nachweisen ließen,
würgte eines Nachts, vom Schlafe aufstehend, seinen im Neben-
zimmer liegenden Zimmerherrn und kam erst nach einem Kampfe
zum wachen Bewußtsein, ohne sich an seine Handlung im mindesten
erinnern zu können. Anfälle von Pavor nocturnus finden sich,
wie früher erwähnt wurde, im Pubertätsalter im Gegensatz zu den
Kinderjahren schon selten und dann wohl nur beim gleichzeitigen
Vorhandensein anderer nervöser Störungen. Nächtliches Einnässen (Enuresis nocturna) kommt in den Entwicklungsjahren
noch immer ziemlich häufig vor, in so manchen Fällen als Folge
einer mangelhaften Erziehung, selten als Symptom einer Epilepsie,
bei deren Besprechung es seine Erwähnung finden wird, oft wohl
als Zeichen einer gewissen Nervosität, die sich aber durchaus nicht

in schweren abnormen Erscheinungen zeigen muß. Mit dem Ende der Pubertätszeit pflegt sie auch in der Mehrzahl dieser Fälle zu verschwinden. (In einem, namentlich bei Erwachsenen, nicht unbeträchtlichen Prozentsatz der Fälle führen Mattauschek und Fuchs das Bettnässen auf eine Unterentwicklung des untersten Rückenmarksabschnitts zurück.)

Mehr dem Kindesalter zugehörige und sich nur in die Anfangszeit der Pubertät fortsetzende, gelegentlich aber auch in ihr erst beginnende und bald vorübergehende, manchmal auch bleibende, Erscheinungen sind die verschiedenen Sprachstörungen, Stottern, Stammeln, und die sogenannten Tics. Tics sind abnorme Bewegungen verschiedenster Art — Augenzwinkern, Mundverziehen, Kopfnicken, Verdrehen der Schultern, Fingerschnellen, Hüsteln, Ausstoßen unartikulierter Laute und viele andere, oft mehrere bei demselben Individuum kombiniert —, die durch fließende Übergänge mit einfachen schlechten Gewohnheiten verbunden sind. Bisweilen entstehen sie durch Nachahmung, oft durch Fixierung ursprünglich zweckmäßiger Bewegungen, z. B. Verdrehen des Halses bei schlecht sitzendem Kragen u. dgl. Von den nicht pathologischen Angewohnheiten unterscheiden sie sich dadurch, daß sie sich durch erzieherische Maßnahmen kaum beeinflussen lassen, daß sie sich verstärken, wenn man die Kranken beobachtet und ihre Aufmerksamkeit auf ihr Leiden lenkt; willkürlich können sie zwar meist für einige Zeit unterdrückt werden, doch verursacht das — anders wie bei den Gewohnheiten — ein peinliches Gefühl. Tics finden sich relativ häufig bei psychasthenischen Persönlichkeiten, bisweilen mit Zwangsvorstellungen kombiniert. Nicht selten finden sich ticartige Bewegungen hysterischer Natur. Bei der Behandlung von Tics haben sich, abgesehen von den allgemeinen Behandlungsmethoden der Nervosität, zweckmäßige Übungen zur Hemmung von Bewegungsfolgen, die vor dem Spiegel ausgeführt werden, als besonders wertvoll erwiesen.

Von abnormen Erscheinungen, die gleichfalls in der überwiegenden Mehrzahl der Fälle im Kindesalter entstehen, sich aber sehr häufig in die Pubertätsjahre fortsetzen, wären ferner die von Gélineau als narkoleptische Anfälle beschriebenen „psychischen Starrezustände" zu erwähnen, die von Friedmann, der sich um die Abgrenzung dieser Zustände besonders verdient gemacht hat, als „nicht epileptische Absenzen im Kindesalter" bezeichnet wurden. Wie der Name besagt, handelt es sich um — den epileptischen Absenzen ähnliche — plötzlich auftretende, kurz dauernde Zustände von „Erstarrung des Denkvermögens" und Unfähigkeit, sich zu bewegen, bei denen das Bewußtsein manchmal vollkommen klar, meist partiell getrübt ist. Die Anfälle treten meist sehr häufig auf, schwinden, oft nach jahrelangem Bestehen, wieder völlig und führen — darin besteht der hauptsächliche Gegensatz zu ähnlichen Störungen auf epileptischer Grundlage — nicht zu geistiger Einbuße. Mit dem Namen N a r k o l e p s i e werden auch anfallsweise auftretende Zustände von echtem Schlafe bezeichnet, die sich von den früher geschilderten hysterischen Schlafzuständen durch das Fehlen irgendwelcher abnormer Körpererscheinungen, ferner dadurch unterscheiden, daß die Schlafenden jederzeit aus ihrem Schlafe geweckt werden können und daß sie bei Harn- und Stuhldrang von selbst erwachen — kurz, daß sich der Schlaf von einem normalen höchstens durch seine größere Tiefe unterscheidet. Den Kranken gelingt es auch, sich, wenn es sein muß, ihres abnormen, meist in abgegrenzten Zeiträumen auftretenden Schlafbedürfnisses zu erwehren, während sie aber, sowie es die Situation erlaubt — wenn auch nur für wenige Minuten — einschlafen.

Daß bei verschiedenartigen Persönlichkeiten auch sonstige den epileptischen ähnliche, anfallsmäßige Störungen auftreten können, wurde bereits kurz erwähnt. Auch typische epileptische Krampfattacken kommen gelegentlich vor. O p p e n h e i m versuchte als erster solche Anfälle als „p s y c h a s t h e n i s c h e K r ä m p f e" bei psychopathischen Persönlichkeiten mit Angstzuständen, Phobien u. dgl. von der Epilepsie abzutrennen, B r a t z, der sich um die Erforschung dieser Störungen ein besonderes Verdienst erwarb, beobachtete sie bei unsteten, haltlosen Psychopathen mit moralischen Defekten, namentlich bei Fürsorgezöglingen, und belegte die Gruppe dieser Krankheitserscheinungen mit dem Namen A f f e k t - e p i l e p s i e. Als differentialdiagnostische Kriterien gegenüber der Epilepsie — von welcher die Abgrenzung im einzelnen Falle allerdings oft äußerst unsicher ist — werden hervorgehoben: Die Anfälle treten meist vereinzelt, nur in der Pubertät gehäuft auf, kommen im 4. Lebensjahrzehnt nicht mehr vor. Sie schließen sich an äußere Anlässe, an Affekte, aber auch an körperliche Anstrengungen, Hitze, körperliche Krankheiten, ungewohnten Alkoholismus an (es ist daher die von B o n h o e f f e r vorgeschlagene Bezeichnung „reaktive

epileptische Anfälle" vorzuziehen). Sie lassen sich durch Brom
weniger beeinflussen als durch allgemeine Behandlung, namentlich auch durch psychische Einwirkungen, Milieuwechsel u. dgl.
Sie führen schließlich niemals zu epileptischer Wesensänderung oder
intellektueller Verblödung. Außer den Krampfanfällen zeigen diese
Persönlichkeiten oft auch alle möglichen anderen anfallsweisen
Störungen, wie sie bei der Epilepsie vorkommen: kleine Anfälle,
Schwindelanfälle, Ohnmachten, Wutanfälle u. dgl. Regelmäßig
findet man allerlei vasomotorische Störungen (Störungen der Gefäß-
nerven).

Von manchen Autoren werden schließlich auch jene anfallsweisen Störungen vorwiegend oder ganz zur Epilepsie gerechnet,
welche unter dem Namen der Fuguezustände (Poriomanie, Dromo-
manie) und der Dipsomanie bekannt sind. In den ausgeprägten
Fuguezuständen kommt es zu einem plötzlichen Davonlaufen
und zu langen planlosen Wanderungen, in welchen der Kranke
einsam und, ohne an Essen und Schlafen zu denken, ruhelos dahin-
zieht und in denen er oft in desolatem Zustande aufgegriffen wird.
Das Bewußtsein pflegt in diesen Zuständen nicht erheblich getrübt
zu sein, weshalb die Erinnerung an die Erlebnisse der Wanderung
in der Regel erhalten ist. Kleine Erinnerungslücken sind allerdings
nicht selten und sind wohl zum Teil darauf zurückzuführen, daß
die zahlreichen belanglosen und einförmigen Details aus der Zeit
des Herumstreichens nicht im Gedächtnis behalten werden (Heilbronner); in manchen Fällen sind sie wohl durch eine leichte
Bewußtseinsänderung zu erklären. Die Fuguezustände lassen
sich in den meisten Fällen als Reaktion auf dysphorische (Ver-
stimmungs-) Zustände auffassen (Heilbronner), die teils spontan
entstehen, teils durch äußere Momente, ein peinliches Erlebnis,
eine Bestrafung, Furcht vor einer Strafe u. dgl., ausgelöst werden.
Im Anfange pflegen die auslösenden Ereignisse bedeutenderer
Natur zu sein, während später die Tendenz zum Entweichen habi-
tuell und dann auf immer geringere Anlässe hin wirksam werden
kann (Heilbronner). In manchen Fällen stellt sich, abgesehen
von den bei der Schilderung der Verstimmungen erwähnten körperlichen Begleiterscheinungen, vor dem Davonlaufen eine ängstliche
Halluzination ein, die den letzten Anstoß zum Davonlaufen abgibt.
Von diesen echten Fuguezuständen zu trennen, allerdings durch
fließende Übergänge mit ihnen verbunden, ist das Davonlaufen

jener Jungen und Mädchen, die jeden kleinen Tadel als Vorwand benützen, um ihrer Abenteuerlust zu genügen, und die sich dann, meist in Gesellschaft und sehr wohl um ihr leibliches Wohl besorgt, umhertreiben. Oft betteln sie und begehen kleine Diebstähle, vergnügen sich und exzedieren in sexueller Hinsicht. — Das Davonlaufen ist eine nicht seltene und sozial sehr bedeutsame Erscheinung des Pubertätsalters, die im ganzen häufiger bei Knaben vorkommt, aber auch bei Mädchen nicht fehlt. Beim Militär kann es Anlaß zur Desertion geben. Bei der Behandlung der zu Fuguezuständen neigenden Persönlichkeiten erweist sich oft ein Milieuwechsel, die Verbringung unter eine ruhige, sichere, dabei aber nicht aufreizende und allzustrenge, Leitung erforderlich. Wichtig ist ein rechtzeitiges Erkennen der einsetzenden Verstimmung, da es in diesem Stadium oft noch gelingt, durch eine ruhige, freundliche Aussprache einen günstigen Einfluß zu erzielen.

Die zweite sich auf dem Boden der Verstimmungen entwickelnde Erscheinung, die Dipsomanie, ist durch einen mächtigen Drang nach alkoholischen Getränken, oft in Verbindung mit dem Trieb zum Davonlaufen, charakterisiert, der sich aus dem Wunsche des Kranken ergibt, seiner peinlichen, meist gereizten Verstimmung Herr zu werden. Da der Alkohol die gewünschte Wirkung in der Regel nicht oder nur ganz vorübergehend ausübt, kommt es zu schweren Trinkexzessen, in denen sich die ursprüngliche Gereiztheit gewöhnlich noch steigert und oft zu gewalttätigen Entladungen führt, und in deren Gefolge sich gelegentlich auch Bewußtseinstrübungen, Dämmerzustände, Krampfanfälle einstellen. Die Dipsomanie findet sich, im Gegensatz zur Poriomanie, vornehmlich bei Erwachsenen und kommt bei Jugendlichen nur selten und dann erst gegen Ende der Pubertät zum Ausbruch, weil sie sich in den meisten Fällen erst auf dem Boden einer gewissen alkoholistischen Degeneration entwickelt, zu deren Ausbildung das jugendliche Alter meist nicht genügend Zeit gegeben hat. Immerhin gibt es Ausnahmen von dieser Regel und es sind Fälle von chronischem Alkoholismus und von Alkoholpsychosen schon in sehr jugendlichem Alter bekannt, wovon später noch die Rede sein wird.

Hier ist es für uns von Interesse, daß bei psychopathischen Jungen hie und da sich schon sehr frühzeitig eine ausgesprochene Sucht nach Alkohol entwickelt, die die Knaben bisweilen zu Diebstählen und sonstigen kriminellen Handlungen veranlaßt, um sich das Geld für ihre Trinkexzesse zu verschaffen. Gegen Ende der Pubertät nimmt der Mißbrauch des Alkohols bei Psychopathen schon einen sehr großen Umfang an und legt den Grund zu den zahlreichen alkoholischen Geistesstörungen, die in den meisten Fällen erst beim Erwachsenen zum Ausbruch kommen.

Im Rahmen der Besprechung der psychopathischen Persönlichkeiten verdient der Alkohol, dessen schädliche Einwirkung auf den noch nicht gereiften jungen Menschen evident ist, noch insoferne einer Erwähnung, als bei abnormen Menschen im Alter der Pubertät häufig eine ausgesprochene Intoleranz für Alkohol besteht. Diese äußert sich einerseits darin, daß schon sehr geringe Mengen von Alkohol die Widerstandsfähigkeit in besonderem Grade herabsetzen und eine große Beeinflußbarkeit und Verführbarkeit — was namentlich bei jungen Mädchen bedeutsam ist — hervorrufen können, andererseits im gelegentlichen Auftreten sogenannter pathologischer oder komplizierter Räusche, die mit einer Bewußtseinstrübung einhergehen und in denen die Befallenen unter Umständen trotz einem sonst relativ geordneten Benehmen plötzlich gewalttätige Handlungen, Roheitsakte, sexuelle Attentate begehen, für welche ihnen hinterher die Erinnerung fehlt.

Noch ein anderes exogenes Moment gewinnt für psychopathische Persönlichkeiten eine besondere Bedeutung — nämlich der Betriebsunfall. Einmal stellen sich nervöse Störungen nach Unfällen — die sogenannten Unfallsneurosen, die aus einer Mischung der geschilderten neurasthenischen, hypochondrischen und hysterischen Erscheinungen, mit besonderer Betonung der an die verletzte Stelle sich knüpfenden Beschwerden, bestehen — bei abnorm Veranlagten viel häufiger ein als bei normalen Persönlichkeiten; sodann sind eine Reihe psychopathischer Persönlichkeiten durch ihre abnormen Eigenschaften viel mehr in Gefahr, einen Unfall zu erleiden. Ist ja schon normalerweise die Unfallsgefahr in der Pubertät wegen der größeren Ermüdbarkeit und Ablenkbarkeit junger Menschen, oft auch wegen ihrer größeren Lebhaftigkeit und der geringeren Beherrschung ihrer Bewegungen, erhöht — eine Tatsache, die das deutsche Reichsversicherungsamt veranlaßt, eine besondere Aufsichtsbedürftigkeit Jugendlicher anzunehmen und auch solche Unfälle von Kindern und Jugendlichen als Betriebsunfälle anzuerkennen, die bei gleichem Hergang bei Erwachsenen nicht als Unfälle gelten.

Die bisherige Schilderung der abnormen Persönlichkeiten bedarf noch einer Ergänzung durch die Darstellung einiger Abweichungen des Sexualtriebs sowie gewisser sozialer Erscheinungen, die durch die Eigenart mancher psychopathischer Persönlichkeiten hervorgerufen werden. Eine auch bei Normalen, namentlich beim männlichen Geschlecht sehr häufige Erscheinung des Pubertätsalters ist die Onanie. Ihre Gefahren wurden und werden vielfach sehr übertrieben und es unterliegt wohl keinem Zweifel, daß verbreitete populäre Darstellungen der furchtbaren Folgen der Onanie beträchtlich mehr Nachteile bringen als die Onanie selbst, da sie jenen psychischen Vorstellungen — Selbstvorwürfen, Reue, Gefühl des Unterliegens beim jedesmaligen Kampfe, Verstimmung wegen der eigenen Willensschwäche, hypochondrischen Befürchtungen — Nahrung geben, die weitaus schädlicher sind als der körperliche Akt. Daß man bei exzessiver Onanie gewöhnlich allerhand nervöse Störungen und psychische Auffälligkeiten findet, ist richtig; doch ist der Zusammenhang in der Regel wohl der, daß die Onanie nicht die Ursache der Störungen, vielmehr eine ihnen gleichgeordnete Erscheinung der abnormen Veranlagung ist.

In den meisten Fällen, mindestens in der Großstadt, begnügt sich der junge Mann im Pubertätsalter nicht mit der Onanie, sondern geht zu anderen sexuellen Akten über; Beispiele der Umgebung, Verführung — in den Mittelschulen durch ältere Kollegen, in den niederen Ständen durch Schlafburschenwesen, durch Anblick sexueller Akte bei Familienmitgliedern, durch Kontakt mit Prostituierten — sind die Ursachen dieser Erscheinung. Nicht selten scheint der Geschlechtstrieb gerade im Pubertätsalter gegenüber den noch geringen Hemmungen übermächtig zu sein; dafür spricht der Umstand, daß Sexualdelikte an kleinen Mädchen von jungen Burschen manchmal mit erstaunlicher Unbekümmertheit — auf Wiesen in der nächsten Nähe von Häusern — vorgenommen werden. Während derartige, vereinzelt bleibende sexuelle Exzesse die ganze Persönlichkeit nicht beeinträchtigen müssen, gibt es andere seltenere Fälle, in denen die abnorme Sinnlichkeit im Mittelpunkt der ganzen Persönlichkeit steht. Man findet bisweilen unter den jungen Mädchen, manchmal auch aus guten Häusern, solche Typen, die nur an sexuellen Gesprächen, an Anzüglichkeiten und Zoten Gefallen finden, die sich an den Mann herandrängen, Liebschaften, manchmal in Massen eingehen und unter Umständen trotz aller

Erziehungsversuche auf der Straße enden. Ähnliches findet sich auch bei jungen Burschen. Helene Friederike Stelzner berichtet über einen 14 jährigen Knaben, der „für nichts anderes, als Unanständigkeiten Sinn hatte, alle gemeinen Lieder auswendig wußte und den Mund nur zu Schmutzereien öffnete" und der häufig hinter dem Rücken seiner Mutter Schulmädchen, gelegentlich auch Prostituierte, nachts mit auf sein Zimmer nahm. Wie schädlich derartige Persönlichkeiten auf ihre Umgebung einwirken können, geht aus einer Mitteilung Stelzners hervor: Eine überaus erregbare Schülerin hatte durch phantastische, aus Wahrheit und Dichtung gemischte sexuelle Erzählungen eine ganze Klasse von 13—14 jährigen Mädchen in eine „Art Liebesrausch" versetzt, in welchem sie versuchten, Liebesabenteuer zu erleben.

Auch homosexuelle Betätigungen sind, namentlich wenn die äußeren Verhältnisse dazu verlocken, in Klosterschulen und besonders in Fürsorgeanstalten, wo eine große Zahl Abnormer sich zusammenfindet, keine zu seltene Erscheinung bei Knaben ebensowohl wie bei Mädchen. Von Liebesbriefen und Andichtungen, über Küsse und heiße Umarmungen zum Zusammenschlafen und gegenseitiger Onanie, bisweilen auch zu echten päderastischen Akten kommen hier alle Übergänge vor. In der Mehrzahl der Fälle vollzieht sich nebenbei der Anschluß an das andere Geschlecht ohne besondere Störung und verlieren sich mit Abschluß der Pubertät die homosexuellen Neigungen. Doch pflegt sich die echte homosexuelle Veranlagung, die nach ziemlich allgemeiner Anschauung beim Manne häufiger ist als beim Weibe — Stelzner will in ihrer jahrelangen Tätigkeit in einem Magdalenenheim, in welchem homosexuelle Beziehungen eine gewöhnliche Erscheinung sind, einen Fall von echter Homosexualität beim Weibe überhaupt nicht gesehen haben —, meist schon im Pubertätsalter kundzutun. Oft bildet sich bei Jünglingen ein bestimmtes Männerideal heraus — ein Fall unserer Beobachtung hatte besondere Vorliebe für Männer, die auf Pferden ritten, für Zigeuner, Zirkusreiter, was offenbar mit einem Hang zum Abenteuern zusammenhing —, häufig zeigt sich die abnorme Veranlagung auch durch Sexualträume, die das gleiche Geschlecht betreffen. Die Homosexualität kommt, wie aus Beispielen der Literatur- und Kunstgeschichte bekannt ist, auch bei durchaus hochstehenden und tatkräftigen Menschen vor, oft allerdings bei auch sonst Abnormen, bei haltlosen, lügnerischen, bei verstimmbaren und anderen Typen.psychopathischer Persönlichkeiten. Manche männliche Homosexuelle fallen durch eine große Weichheit ihres Wesens, durch Anschmiegsamkeit und Nachgiebigkeit, andere durch ästhetisierende Neigungen auf. Stelzner schildert derartige Männer, die sich durch ein anscheinend völliges Fehlen sexueller Empfindungen — homosexueller ebenso wie heterosexueller — auszeichneten; bei asexuellen Frauen finden sich dagegen männliche Qualitäten, objektives Denken, soziales Empfinden, organisatorische Bestrebungen.

Sexuelle Perversitäten — Sadismus, Masochismus, Fetischismus, Transvestitentum (Trieb, die Kleider des anderen Geschlechtes anzulegen) — in einem Falle unserer Beobachtung unter dem Einflusse sexueller Beziehungen zu einer älteren, körperlich sehr ähnlichen Schwester — zeigen sich bisweilen schon in der Pubertät, mitunter bei sonst normalen, häufiger wohl bei abnormen Persönlichkeiten. In manchen Fällen lassen sich dauernde perverse Neigungen auf zufällige sexuelle Erlebnisse aus der Kindheit oder dem Beginne der Pubertät zurückführen.

Daß der Sexualtrieb im Entwicklungsalter verschiedene üble soziale Folgen nach sich ziehen kann, ist leicht zu verstehen. Von den Sexualverbrechen Jugendlicher, von der sie begünstigenden Einwirkung des Alkohols, von dem schädlichen Einflusse eines abnormen Geschlechtstriebes auf die eigene Lebensführung, von der Gefahr des schlechten Einflusses auf andere wurde bereits gesprochen. (Die Bedeutung des Milieus für Sexualdelikte erhellt aus einer Angabe Kruppas, daß unter 95 jugendlichen Sittlichkeitsverbrechern der Strafanstalt Bautzen 58 vom Dorfe waren.) Hier wären noch die Schädlichkeiten zu erwähnen, die der Liebesaffekt Jugendlicher — ohne Rücksicht auf eine sexuelle Betätigung — wegen der geringen Festigkeit ihrer Persönlichkeit noch häufiger mit sich bringt als der der Erwachsenen: Diebstähle und Unterschlagungen, um die geliebte Person beschenken zu können, schlechter Einfluß durch Personen anderen Geschlechts, an welche sich der junge Mensch allzu fest fixiert hat, Eifersuchtsexzesse, Verstimmungen und Selbstmorde aus „unglücklicher Liebe", Reisen zum räumlich getrennten Geliebten mit all ihren Folgen (unredliche Geldbeschaffung u. dgl.), Doppelselbstmord und Geliebtenmord. Besonders interessant ist jene Art des Geliebtenmordes, die dadurch entsteht, daß der eine, meist der männliche, Teil des Liebespaares es auf sich nimmt, beide zu töten, und nach Ausführung der Hälfte der Tat den Mut zur Selbstvernichtung nicht mehr aufbringt, weil der Affekt durch die Tat seine teilweise Entladung gefunden hat.

Wir haben uns mit diesen Hinweisen dem Gebiete der sozialen Schädigungen durch abnorme Persönlichkeiten zugewendet, dem wir hier noch einen kurzen Platz einräumen wollen, nachdem wir einzelne Bemerkungen zu diesem Thema allenthalben in die Schilderung abnormer Persönlichkeiten eingestreut haben. Vorwegnehmen wollen wir, daß psychopathische Erscheinungen durchaus nicht unbedingt soziale Übelstände nach sich ziehen müssen, daß es vielmehr schwer abnorme Persönlichkeiten verschiedenster Art gibt — reaktiv und spontan Verstimmbare, paranoide Empfindliche, Nörgler und Rechthaber u. dgl. —, die ihren Platz im Leben vollkommen ausfüllen, wenn auch begreiflicherweise die Neigung zu sozialen Entgleisungen bei abnorm Veranlagten viel verbreiteter ist als beim Normalen. Im einzelnen Falle wird es nicht nur von dem Grade der Abartung, sondern auch, wie im Eingange dieses Kapitels erörtert wurde, von den Milieuverhältnissen wesentlich abhängen, ob es zum sozialen Verfall kommt oder nicht. Gruhle gibt in einer sehr sorgfältigen Studie über 105 Fürsorgezöglinge seiner Ansicht Ausdruck, daß 24 von 58 abnorm Veranlagten unter richtiger Leitung und bei geordnetem Milieu — gemeint ist das Arbeitermilieu und nicht das höherer sozialer Stände — vor der Verwahrlosung bewahrt geblieben wären.

Der soziale Verfall zeigt sich in seinen leichteren Graden in häufigem Stellen- und Berufswechsel, der im Laufe späterer Jahre zu stetem Niedergange führen und im Bettler- und Vagantentum oder in sonstiger Kriminalität enden kann. In den schwereren Graden pflegt sich die jugendliche Verwahrlosung bei den verschiedensten Typen — bei den Haltlosen ebenso wie bei den Rohen und Amoralischen — zuerst im Herumvagabundieren und Stehlen zu äußern. Oft ist die Reihenfolge die, daß der Junge zuerst, wenn er zu einer Besorgung vom Hause weggeschickt wird, die mitgegebene Geldsumme — aus eigenem Antriebe oder durch andere verführt — unterschlägt und das Geld, umherstreichend, vertut, daß er sich dann später das Geld für seine Unternehmungen durch Diebstahl, anfangs im Elternhause, später bei Fremden, zu verschaffen sucht. Erst im weiteren Verlaufe pflegen sich dann die rohen, reizbaren, gewalttätigen Typen durch eine entsprechende Kriminalität von ihren mehr passiven Genossen zu unterscheiden. Der besonders gearteten Kriminalität mancher hysterischer und phantastischer Persönlichkeiten mit ihrer Neigung zu Schwindeleien und zu Verleumdungen wurde bei der Schilderung dieser Persönlichkeiten gedacht. Die Bedeutung des Alkohols für die Kriminalität der Jugendlichen überhaupt und namentlich der Abnormen unter ihnen, die Bedeutung der Schulentlassung, die sich in einem mächtigen Ansteigen der Kriminalität im 15. Lebensjahre kundgibt, seien hier kurz erwähnt. Interessant sind die Feststellungen Gruhles, daß unter den Jungen, die erst im Pubertätsalter verwahrlosen, ein viel größerer Prozentsatz abnorm Veranlagter sich befindet, als unter den schon früher Verwahrlosten, bei welchen den Milieueinflüssen eine größere Rolle zukommt, und daß namentlich die rohen Charaktere zum großen Teile erst nach der Schulentlassung asozial werden, weil vermutlich erst die Erregungen der Pubertätszeit die bis dahin schlummernden Anlagen wecken. Die soziale Schädlichkeit abnormer Individuen zeigt sich aber nicht bloß in ihrer eigenen Kriminalität, sondern oft auch in dem schlechten Einfluß, den verbotenes Tun an sich, im besonderen aber einzelne aktive Psychopathentypen auf verführbare Elemente in ihrer Umgebung auszuüben vermögen. Die „Banden"- und „Platten"-bildungen junger Leute sind ja berüchtigt geworden.

Die Art, in der sich der schwere soziale Verfall beim Mädchen äußert, ist weniger die Kriminalität als die Prostitution. Ein großer Prozentsatz der von Stelzner untersuchten Mädchen prostituierte sich, ohne vorher mit einem Manne geschlechtlich verkehrt zu haben. Wie groß die Bedeutung der Pubertätsjahre für die weibliche Prostitution ist, geht daraus hervor, daß Bonhoeffer bei der Untersuchung von Breslauer Prostituierten unter 190 102 fand, die sich vor dem 20. Lebensjahre prostituiert hatten. Aus den Berichten Stelzners ergibt sich die große Bedeutung des 15. und 16. Lebensjahres für die erste Verführung abnormer Mädchen.

Eine weitere sozial bedeutsame Erscheinung ist die Häufigkeit des Selbstmordes psychopathischer Persönlichkeiten, namentlich des weiblichen Geschlechtes, zur Zeit der Pubertät. Stelzner fand unter 52 psychopathisch veranlagten Selbstmörderinnen 16 (ca. 35%) und unter 27 Männern 3 (ca. 11%) im Alter von 13—16 Jahren. In der Wiener psychiatrischen Klinik standen im Jahre

1910 13 von 49 weiblichen (= 26%) und 10 von 45 männlichen (= 22%) Selbstmördern in einem Alter unter 20, 27 von 49 weiblichen (= 55%) und 14 von 45 männlichen (= 31%) Selbstmördern in einem Alter unter 26 Jahren.

Die Ursache für die relative Häufigkeit dieser Erscheinung im Entwicklungsalter liegt einerseits darin, daß in dieser Zeit die Störungen des abnorm Veranlagten oft eine besondere Steigerung erfahren, während sie nach Abschluß der Pubertät sich wieder bis zu einem gewissen Grade ausgleichen, so daß also derartige Persönlichkeiten gerade im Pubertätsalter besonders gefährdet erscheinen. Andererseits aber neigen auch jene, deren Abnormität während des ganzen Lebens annähernd gleich bleibt, wegen ihrer mangelnden Lebenserfahrung und wegen des rascheren Überganges vom Plane zur Tat, die diesen Jahren eignet, in viel höherem Maße dazu, schon bei geringen Schwierigkeiten, die Flucht aus dem peinvollen Leben zu ergreifen als die erwachsenen Psychopathen. Die verschiedensten Typen stellen so, abgesehen von den häufigen gespielten Selbstmordversuchen Hysterischer, die gelegentlich einen unerwünschten bösen Ausgang nehmen können, ein Kontingent zu den Selbstmorden und mißlungenen Selbstmordversuchen: die Verstimmten — hierher gehört die sehr große Gruppe der weiblichen Selbstmordversuche zur Zeit der Menstruation —, die, mit sich und der Welt unzufrieden, oft auf einen ganz geringfügigen Anlaß hin aus der Unerträglichkeit der traurig-gereizten Stimmung einen Ausweg suchen; die Haltlosen, die aus Furcht vor Strafe wegen einer von ihnen begangenen kriminellen Handlung die Flucht ergreifen; die Reizbaren, die durch stete Konflikte brotlos werden und schließlich einmal ihre Wut gegen sich selbst kehren; Mädchen, die sich aus Leichtsinn verführen ließen und die ihre Schande nicht überleben wollen; unglücklich Liebende — solche, die nicht erhört werden, und solche, die wegen äußerer Schwierigkeiten nicht zu einander können —; Schüler der höheren Mittelschulklassen, die eine Kränkung ihres Ehrgefühls nicht zu verwinden vermögen; träumerische junge Menschen, die sich von der Umwelt abschließen und sich darum im Leben überflüssig vorkommen; Überspannte, die durch ihren Abgang Aufsehen erregen wollen und dergleichen mehr. Sehr lehrreich ist ein Beispiel Stelzners von einem Mädchen, das in den Pubertätsjahren entsprechend den mannigfaltigen und wechselnden Erscheinungen ihrer psychopathischen Veranlagung dreimal aus verschiedenen Motiven einen Selbstmordversuch unternahm: Sie versuchte sich mit Kohlenoxyd zu vergiften, weil sie dauernd mit ihren Leistungen im Haushalt unzufrieden war, versuchte einige Zeit später, als sie von ihrer Mutter eine Ohrfeige erhielt, sich vom Balkon herabzustürzen, wollte sich schließlich ohne äußere Veranlassung — wie sie angab: in einem ängstlichen Affekt und mit dem Gefühl eines Zwanges — abermals mit Leuchtgas vergiften.

Haben wir so die unausschöpfbare Mannigfaltigkeit der Entäußerung abnormer Veranlagung durch die Schilderung einzelner Typen zu illustrieren versucht und auf die Schäden hingewiesen, die abnorme Eigenschaften für ihre Träger ebensowohl für die Mitwelt hervorzurufen vermögen, so liegt die Frage nahe, ob und wie hierin eine Besserung zu erzielen und was etwa in dieser Richtung schon geschehen sei. Das große Gebiet sozialer Fürsorge für Kinder und Jugendliche, das in den letzten Jahrzehnten so vielfache Ansätze und auch so manchen Ausbau erfahren, die bedeutsamen Bestrebungen zur Prophylaxe und Behandlung psychopathischer Störungen in der Jugend, über welche eine große Literatur orientiert, werden durch diese Fragestellung getroffen. Im Rahmen dieser Abhandlung können natürlich nur einige Gesichtspunkte flüchtig besprochen werden; einzelne Bemerkungen finden sich in der vorangehenden Darstellung verstreut.

Wir haben erwähnt, eine wie große Bedeutung dem Milieu und der Erziehung für die Entwicklung abnormer Persönlichkeitszüge oder mindestens für die Erzielung sozialer Brauchbarkeit bei abnorm Veranlagten zukommt, wie sehr Schädlichkeiten dieser Faktoren die soziale Anpassungsfähigkeit zu gefährden vermögen. Krasse Schädlichkeiten liegen dort vor, wo abnorme Eltern, Trinker und Hysterische, reizbare und verlogene Psychopathen, wo Verbrechen in der Familie, Schlafburschenwesen und Umgang mit Prostituierten, wo Überbürdung der Kinder mit Arbeit und mangelnder Schlaf abnorme und asoziale Persönlichkeiten geradezu züchten oder wo fehlende Aufsicht oder lieblose Umgebung — Erziehung durch Fremde bei unehelichen Kindern, lieblose oder selbst bösartige Stiefeltern —, übermäßige Strenge und Prügel das kindliche Gemüt verkümmern lassen. Doch auch unter günstigeren Verhältnissen wird vielfach durch ein Sichgehenlassen

vor den Kindern, durch Austragen kleiner Streitigkeiten, durch
geringfügige Lügen, sehr oft durch allzugroße Nachgiebigkeit,
durch Verwöhnung und Verweichlichung der Kinder gesündigt.
Ein gleichmäßig ruhiges Verhalten, das die Hemmungen gegenüber
auftauchenden Begierden üben, die Fähigkeit zum Ertragen von
Unlustgefühlen stärken, den Willen zu zielbewußter Tätigkeit
entwickeln, altruistische Regungen durch Belehrung, vor allem
aber durch das eigene Beispiel erstarken lassen soll, ist bei abnormen
Kindern noch mehr vonnöten als bei gesunden. Umgang mit Altersgenossen, der Frühreife verhindern, den natürlichen Egoismus des
Kindes unterdrücken soll, ist zumal bei einzigen Kindern von
größter Bedeutung. Verständnis für die krankhaften Züge des
abnormen Kindes, das aber nicht in übertriebene Rücksicht auf
körperliche Beschwerden ausarten soll, diese vielmehr in zweckmäßiger Weise vernachlässigen muß, verlangen oft eine gewisse
Kenntnis abnormer Erscheinungen durch die Eltern und eine
Beratung durch den sachverständigen Arzt. Vernünftige Auswahl
unter den beliebten Kindermärchen, Vermeidung furchterregender
oder solcher Erzählungen, die die Phantasie des Kindes allzusehr
aufstacheln, ist bei abnormen Kindern geboten. Dieselben Forde-
rungen sind an den Lehrer zu stellen, dem überdies oft die Aufgabe
erwächst, den bei abnormen Kindern nicht seltenen krankhaften
Ehrgeiz in verständiger Weise in nützliche Bahnen zu lenken,
dem schlechten Einfluß psychopathischer Kinder auf ihre Mit-
schüler entgegenzuarbeiten. Vielfach wird er sich hierbei des Bei-
standes eines psychiatrisch ausgebildeten Schularztes bedienen
müssen. Die Einführung solcher Schulärzte ist ein Postulat, dem
bisher nur sehr spärlich genügt wurde. Die Ausschulung schwer
psychopathischer — nicht bloß geistesschwacher — Kinder und
ihre Unterbringung in Erziehungsinstituten — mit Internat, wenn
das häusliche Milieu, wie das oft der Fall ist, schadet —, in denen
nicht so sehr auf die Beibringung möglichst vieler Kenntnisse
als auf die Ausbildung des Charakters und auf praktische Betätigung
sowie auf psychiatrische Behandlung ein Gewicht zu legen ist,
ist gleichfalls zum größten Teile eine Aufgabe der Zukunft. Daß
Alkohol und sexuelle Reize, obszöne Bilder, anzügliche Gespräche,
schmutzige Lektüre vom Heranwachsenden fernzuhalten sind,
versteht sich von selbst. Über den Wert einer obligatorischen
sexuellen Aufklärung gehen die Meinungen auseinander. Daß das

Kind, das gewisse Aufschlüsse wünscht, ein Anrecht darauf hat, von seiner Umgebung nicht sinnlos angelogen zu werden, ist begreiflich. Doch ist bei diesen Aufklärungen ein solches Maß individualisierenden Eingehens notwendig, daß vor der Anwendung festgelegter Schemata dringend zu warnen ist.

Daß es gerade in der Pubertät, die auch die körperlichen Entwicklungsmöglichkeiten so sehr in Anspruch nimmt, auf eine möglichste Berücksichtigung des körperlichen Wohlbefindens ankommt, sei hier nur kurz gestreift. Der rasch wachsende Organismus bedarf reichlicher Ernährung, reichlicherer zumeist als das vollreife Individuum, ausgiebigen Schlafes und hinlänglicher Erholung. Erschöpfungszustände sind bei leicht abnormen Mädchen dieses Alters nicht selten. Man hat aus diesem Grunde gelegentlich die Forderung erhoben, Mädchen bis zu 16 Jahren nur in halbtägigen Schichten arbeiten zu lassen. Namentlich zur Zeit der Menstruation bedürfen heranreifende Mädchen einer besonderen Berücksichtigung; hygienische Verhaltungsmaßregeln für diese Zeit sind von Nutzen. Doch ist auch ein Übermaß von Schonung schädlich. Eine zu große und auffällige Rücksichtnahme vermag die bei vielen Heranwachsenden ohnehin vorhandene Neigung zur Selbstbeobachtung, zu ängstlicher Beschäftigung mit den körperlichen Vorgängen zu steigern, hypochondrische Vorstellungen und hysterische Störungen wachzurufen. In manchen Fällen wird daher eine bewußte Vernachlässigung leichter Beschwerden am zweckmäßigsten sein.

Von noch größerer Bedeutung aber ist eine verständige Rücksichtnahme auf die psychischen Eigenheiten dieses Alters, auf die Labilität der Stimmung, auf die gemütliche Spannung der Pubeszenten, und eine sorgfältige Beachtung ihrer psychischen Entwicklung, die eine Verzögerung im intellektuellen Fortschritt, eine Verkümmerung der moralischen Ausbildung, das Auftreten auffälliger, über die normalen Abweichungen dieser Lebensperiode ins Krankhafte hinübergreifender Erscheinungen auf affektivem und gemütlichen Gebiete rechtzeitig bemerken und einer sachverständigen Begutachtung vorlegen soll. Wegen der Gefahren, die dieses Alter in sich birgt, ist eine Beaufsichtigung durch geschulte Pädagogen noch über das Alter von 14 Jahren hinaus, ein Fortwirken erzieherischer Einflüsse durch den Besuch von Fortbildungsschulen, eine Verschiebung der Grenze für die Selbständigkeit nach Oben, dringend geraten. Für die labile psychische Verfassung des Pubeszenten sind die modernen Verhältnisse viel zu kompliziert. Der Jugendliche, der nicht selten nach dem Verlassen der Schule, jeglicher Stütze bar, sich völlig selbst überlassen wird, ist in der größten Gefahr sozial herunterzukommen. Nicht selten treibt ihn vorübergehende Arbeitslosigkeit, die seinen Mut viel leichter erlahmen läßt als den des Erwachsenen, zum Selbstmord. Der Staat wird sich der Aufgabe auf die Dauer nicht entziehen können, für eine zweckmäßige Beaufsichtigung und Unterbringung in Arbeitsplätzen bei Jugendlichen, die der entsprechenden häuslichen Stütze entbehren, zu sorgen, noch bevor sie der Verwahrlosung anheimgefallen sind. Die zahlreichen und oft Großes leistenden privaten Fürsorgebestrebungen dürften hier nicht genügen.

Daß die wiederholt erwähnten Schädlichkeiten ungesunder Lektüre und aufreizender Schaustellungen — Indianergeschichten und Schauerromane, Zeitungsberichte und pornographische Darbietungen, nicht minder auch Backfischromane mit ihrer Sentimentalität —, die den phantastischen Neigungen dieses Alters unerwünschte Nahrung geben, Kinovorstellungen, die häufig nicht nur durch den Stoff ihrer Darbietungen, sondern auch durch die Gelegenheit zur Annäherung an unangenehme Elemente des andern Geschlechtes gefährlich werden, daß Beeinflussung durch schlechten Verkehr vom Heranwachsenden fernzuhalten sind, bedarf keiner näheren Ausführung. Schädlich ist aber auch eine weitgehende Isolierung und das Recht auf Zerstreuung und Unterhaltung der Jugend soll nachdrücklich berücksichtigt werden, wie das etwa in neuerer Zeit in zweckentsprechender Weise von Jugendvereinen durch Veranstaltung von Abendunterhaltungen, durch Vorträge, Museums- und Theaterbesuche, durch Fußwanderungen und Ausübung von Sport betätigt wird. Die Ausübung des Sports ist nicht bloß wegen der günstigen körperlichen Einwirkungen, unter denen bei den im Freien betriebenen Sporten die von frischer Luft und Sonne gewiß nicht zu unterschätzen sind, sondern namentlich auch wegen der günstigen psychischen Einflüsse von Bedeutung. Richtig betätigter Sport vermag die Ausdauer, die Sicherheit und das Selbstvertrauen, die Geistesgegenwart und psychische Konzentrationsfähigkeit zu heben. Sporte, die das Zusammenarbeiten mehrerer und darum eine gewisse Unterordnung des einzelnen erfordern, vermögen auch zur Selbstzucht anzuhalten.

Sehr verbreitet haben sich in den letzten Jahren die nach dem Muster der englischen boy-scouts organisierten Pfadfinderkorps, in denen außer der körperlichen Ausbildung auch die der moralischen Gefühle durch Anhaltung zu hilfreichen Handlungen gefördert wird. Es darf jedoch bei der Verfolgung dieser Bestrebungen nicht vergessen werden, daß für eine Reihe Abnormer, namentlich für solche mit einer abnormen phantastischen Veranlagung, nicht so sehr spielerische Betätigungen der Körperkraft, als praktische Betätigungen, die einen bestimmten Zweck verfolgen, von Wert sind und daß altruistische Bemühungen bei dazu Disponierten in hysterische Selbstaufopferung ausarten können. Man wird auch hier des ärztlichen Rates nicht entbehren können. Einen Ansatz in dieser Richtung bildet die Einführung von Gruppenärzten bei dem Wehrkraftverein in Bayern.

Von großer Bedeutung ist die ins Pubertätsalter fallende Berufswahl und die in das Ende desselben fallende Aushebung zum Militärdienste. Durch einzelne Bemerkungen wurde die Berufswahl wiederholt gestreift. Ein eingehendes Verständnis der Persönlichkeit und eine individuelle Beratung sind notwendig. Eine Überschätzung der Fähigkeiten, zu geringe Rücksichtnahme auf die Interessen des Einzelnen sind oft verhängnisvoll. In manchen Fällen wird eine Versetzung aufs Land zu empfehlen sein, die die Verlockungen und Anreizungen der Großstadt fernhält und den Konkurrenzkampf erleichtert. Daß man abnorme Individuen im Pubertätsalter nicht in gefahrvollen Berufen verwenden soll, ergibt sich aus der früher erwähnten größeren Gefährdung auch normaler Pubeszenter durch Betriebsunfälle. Phantastisch Veranlagte werden sich nicht für Berufe eignen, in denen sie einer häufigen Berührung mit dem stark pulsierenden Leben ausgesetzt sind, wie etwa als Kellner in großen Restaurants, als Liftjungen in Hotels u. dgl. Das Militär vermag manchmal in leichteren Graden von Abnormität zur Ausbildung nützlicher Hemmungen zu verhelfen. In vielen Fällen bildet das Militär den ersten Anstoß zu sozialen Konflikten und zu allen früher besprochenen Schädigungen.

In schweren Fällen abnormer Veranlagung erweisen sich die Versetzung in ein anderes Milieu, heilpädagogische Maßnahmen, Landerziehungsheime u. dgl. als notwendig — Maßnahmen, die möglichst früh zur Durchführung gelangen sollen —. Während in dieser Beziehung für die bemittelten Klassen eine Reihe von Möglichkeiten bestehen, wird die für die Minderbegüterten in Betracht kommende moderne Fürsorgeerziehung den psychisch Abnormen offenbar nicht gerecht. Die Einrichtung von Psychopathenheimen, in denen diese Persönlichkeiten, getrennt von Schwachsinnigen, erzogen werden sollen, steht noch in ihren ersten Anfängen. In manchen Fällen wird eine vorzeitige Entmündigung des Abnormen, die einer Hinausschiebung der Mündigkeit gleichkommt, von Vorteil sein, weil sie schonender ist als die Entmündigung des im Vollbesitze seiner Rechte Befindlichen. (Homburger hat ihr in letzter Zeit sehr das Wort geredet. In Österreich besteht die Möglichkeit einer Verlängerung der väterlichen Gewalt ohne Entmündigung.) Auf die mannigfaltigen anderen Bestrebungen im Interesse der heranwachsenden Jugend — Jugendgerichte, Frage der Berufsvormünderschaft, Vorschläge im Rahmen einer Reform des Strafrechts und des Strafprozesses — sei hier noch hingewiesen. Die Anwendbarkeit der amerikanischen Erziehungssysteme — „George Junior Republik" in Freeville u. dgl. — für unsere Verhältnisse ist noch kontrovers. Ein großes Feld sozialer Betätigung, dessen Bebauung in den letzten Jahren mit großem Eifer begonnen wurde, vermag in verschiedenen Berufen, insbesondere in dem der Pädagogen und Hand in Hand mit ihnen in dem der Psychiater, reiche Kräfte zu binden. So manche Jahre des Tastens und Versuchens werden wohl noch hingenommen werden müssen, bis es gelingen wird, die erhofften Früchte zu zeitigen.

Eine Besprechung der ärztlichen Behandlungsmethoden der in diesem Kapitel geschilderten Anomalien würde den Rahmen dieser Abhandlung zu sehr überschreiten. Nur der Psychotherapie, jener Kunst, die in einer psychischen Beeinflussung der Kranken besteht, seien einige Worte gewidmet. Zu ihr gehört die Suggestionstherapie, Hypnose und sogenannte Wachssuggestion — zu letzterer gehören auch zahlreiche medikamentöse, elektrotherapeutische und sonstige Maßnahmen —, deren Erfolg in dem Glauben des Kranken an die Wirksamkeit der eingeschlagenen Behandlung beruht, und die sogenannte „Erziehungstherapie", deren Aufgabe darin besteht, dem Kranken auf Grund einer genauen Kenntnis seiner Persönlichkeit zweckmäßige Ratschläge für eine richtige Lebensführung, Hilfsmittel zu einer förderlichen Selbsterziehung an die Hand zu geben.

Eine Art der Psychotherapie bildet schließlich eine Behandlung, über die in den letzten Jahren auch in breiteren Kreisen gesprochen wird, die sogenannte Psychoanalyse. Wir haben früher erwähnt, daß Breuer und Freud hysterische Symptome durch eine „Verdrängung" affektbetonter Erlebnisse zu erklären versuchten, und können hinzufügen, daß Freud später auch sehr viele andere nervöse Störungen und Charakteranomalien und auch die Erscheinungen mancher echter Psychosen auf eine derartige Verdrängung, ein absichtliches Vergessen unlustbetonter und zwar stets sexueller Erlebnisse, zurückzuführen sich bemühte. (So z. B. definiert Freud die Zwangsvorstellungen als „aus der Verdrängung wiederkehrende Vorwürfe über in der Kindheit mit Lust ausgeführte sexuelle Handlungen".) Er nimmt an, daß die verdrängten, nicht „verarbeiteten" unlustvollen Erlebnisse nunmehr aus dem Unterbewußten eine gesteigerte Wirksamkeit entfalten und zu körperlichen Störungen und seelischen Anomalien Veranlassung geben, die zu den ursprünglichen Triebregungen und Gemütsbewegungen in symbolischer Beziehung stehen. (Freud stellt sich die Zusammensetzung des Unterbewußtseins und die bei der Verdrängung, Symbolisierung und anderen Vorgängen tätigen Mechanismen in sehr komplizierter Weise vor und hat sich bemüht, diese psychischen Faktoren in einer sehr detaillierten Konstruktion zu verbildlichen. Eine derartige Konstruktion ist natürlich völlig unerweisbar und nach unserer Ansicht für das Verständnis der von ihm beschriebenen psychischen Vorgänge überflüssig.) Die psychoanalytische Behandlung besteht nun darin, daß man das verdrängte Erlebnis in die Erinnerung zurückzurufen sich bemüht; wenn dies gelingt, so werden die ursprünglichen Affekte wieder durchlebt, „abreagiert", wodurch die krankhaften Symptome verschwinden. (Freud hat die psychoanalytische Behandlung zu einer besonderen Methode ausgebaut, deren genaue Befolgung gewiß nicht notwendig ist.) Der psychoanalytischen Behandlung liegt der richtige Gedanke zugrunde, daß bei manchen Kranken eine gründliche Aussprache, bei der man ihnen vielfach in verständiger Weise nachhelfen muß (Beseitigung der „Widerstände"), einen ausgezeichneten therapeutischen Erfolg hervorruft. Freud hat auch in einzelnen Fällen durch Heranziehung der erwähnten Mechanismen manche Zusammenhänge in einleuchtender Weise zu erklären vermocht. Dagegen halten wir die von ihm geübte Verallgemeinerung solcher Erklärungen, die er nicht bloß für die meisten abnormen, sondern auch für viele Vorgänge des normalen psychischen Geschehens heranzieht, für unstatthaft und viele seiner und namentlich seiner Schüler Deutungsversuche für wenig überzeugend oder für phantastische Entgleisungen. Daß eine solche Therapie, die alles aus einem Punkte zu erklären und zu heilen versucht, wenn sie auch in einzelnen Fällen schöne Erfolge zu erzielen vermag, in vielen Fällen mit ihrem Wühlen in Erinnerungen, die bei manchen Nervösen mit größerem Nutzen „verdrängt" bleiben, mit ihrem Hervorziehen und Suggerieren sexueller Erlebnisse großen Schaden stiften muß, liegt in der Natur der Sache. Daß dieser bei vielen Kranken angerichtete Schaden den in einzelnen Fällen zu erringenden Nutzen überwiegt, halten wir sehr wohl für möglich, da wir wissen, daß großes psychotherapeutisches Können nur verhältnismäßig Wenigen eignet, daß aber ein von der durchschnittlichen Menge schablonenhaft geübtes psychotherapeutisches Verfahren umsomehr zu schaden vermag, je weniger harmlos es ist. Daß wir aus diesen Gründen die namentlich in der Schweiz geförderten Bestrebungen, auch nichtärztliche Berufe — Priester, Lehrer — zur Ausübung der Psychoanalyse heranzuziehen, verurteilen müssen, leuchtet ein.

Frühere Mitarbeiter Freuds haben manche seiner Anschauungen modifiziert und einzelne von ihnen haben wieder „Schulen" gegründet. Hier seien nur die Anschauungen des geistvollen Alfred Adler kurz gestreift, dem wir manchen Einblick in psychologische Zusammenhänge verdanken, der aber gleich Freud in der Verallgemeinerung seiner Auffassung weit über das Ziel schießt. Adler leugnet die ätiologische Bedeutung sexueller Erlebnisse für die Entstehung der Neurose, betrachtet vielmehr als ihren Grundzug den aus dem Gefühl der Unsicherheit und Minderwertigkeit hervorgehenden Wunsch, das Gefühl der Überwertigkeit zu erlangen. Um dieses Ziel, die Erhöhung des Persönlichkeitsgefühls, den Wunsch „ein ganzer Mann" zu sein, zu erreichen („männlicher Protest") — Adler erinnert selbst an Nietzsches „Wille zur Macht" und „Wille zum Schein" —, werden „Hilfskonstruktionen und Fiktionen im Denken, Handeln und Wollen" aufgestellt, werden nervöse Beschwerden „arrangiert". Das Ziel der auf diesen Anschauungen fußenden Behandlung besteht natürlich darin, den Kranken von den vermuteten Zusammenhängen zu überzeugen und ihn zu einer geänderten Stellungnahme zu veranlassen.

Wir können das Kapital der psychopathischen Persönlichkeiten
nicht beschließen, ohne nochmals darauf hinzuweisen, daß die
abnormen Erscheinungen, die wir geschildert haben, nichts anderes
sind, als mehr oder weniger starke Variationen normaler Eigenschaften, und daß eine gewisse Stärke der Abweichung und eine
gewisse Mischung abnormer Züge oft gerade die Bedeutung der
Persönlichkeit ausmacht und hohe kulturelle Werte zu schaffen
vermag. Das Ideal der Erziehung ist jene, die die abnormen Per-
sönlichkeitskomponenten nicht wahllos „nivelliert", ihnen vielmehr eine nutzbringende Richtung zu geben vermag.

Das manisch-depressive Irresein.

Wir wenden uns nunmehr jenem zweiten Stamme des „degenerativen Irreseins", den endogenen psychischen Störungen zu, die
man als manisch-depressives Irresein bezeichnet. Kraepelin
hat unter diesem Namen eine große Anzahl von Gemütskrankheiten
zusammengefaßt, die in reinen Fällen völlig spontan, von äußeren
Einwirkungen unabhängig, auftreten, denen häufig eine Neigung
zur Wiederholung, prinzipiell aber eine Tendenz zur Heilung inne-
wohnt. Zahlreiche Geistesstörungen, die früher in der psychiatrischen Systematik ein Sonderdasein führten — die Manie, die
Melancholie mit ihren verschiedenen Formen, die periodische Manie
und die periodische Melancholie, die folie à double forme (Manie,
Melancholie, Intervall, Manie, Melancholie, Intervall usw.), die
folie circulaire (das zirkuläre Irresein: Manie, Intervall, Melancholie,
Intervall usw.), die folie alternante (Manie, Melancholie, Manie,
Melancholie usw.) — finden sich in dieser Gruppe vereinigt, weil
sich, wie schon diese Aufzählung zeigt, die verschiedenen, manischen
und depressiven, Krankheitsphasen in der verschiedensten Weise,
oft bei dem einzelnen Individuum wechselnd, kombinieren können
und weil überdies in einer großen Zahl von Fällen Komponenten
der Manie und der Depression im einzelnen Zustandsbilde sich
in mannigfacher Weise vermischen. Die reinen Formen von Manie
und Melancholie stellen einander völlig entgegengesetzte Typen
dar. Die Stimmung des Depressiven ist niedergeschlagen, traurig,
die des Manischen gehoben, heiter; die psychischen Vorgänge
des Depressiven sind erschwert, sein Denkvermögen gehemmt,
beim Manischen sind die Denkvorgänge beschleunigt, die Ideen

jagen einander (Ideenflucht); der Bewegungstrieb des Depressiven ist vermindert, der des Manischen vermehrt (Bewegungsdrang).

Die trübe, hoffnungslose Stimmung des Depressiven ist oft mit einem unbestimmten, ängstlichen Affekt verbunden; oft vermögen die Kranken überhaupt nicht zu sagen, wovor sie sich fürchten, oft haben sie das vage Gefühl, als würde ihnen oder ihren Angehörigen etwas Schreckliches passieren. Die traurige Stimmung macht die Kranken unfähig, Lustgefühle zu empfinden, sie verlieren die Freude an jeder Unterhaltung, am Besuch des Theaters, am geselligen Verkehr. Auch das Gefühl der Liebe zu den Angehörigen, das religiöse Gefühl der Kranken leidet infolge ihrer Verstimmung. Ihre Traurigkeit läßt ihnen alles im schwärzesten Lichte erscheinen. Harmlose Kleinigkeiten, die sie einmal verfehlt, erscheinen ihnen als schwere Versündigungen und stacheln sie zu immer neuen Selbstvorwürfen auf. Auch die Symptome der bestehenden Krankheit, das Fehlen der Liebe zu ihren Angehörigen, ihre Arbeitsunfähigkeit u. dgl., legen sie sich als ihr Verschulden aus. Ihr ganzes Leben gilt ihnen als verfehlt, sie sind schlechte Menschen, für die alles zu gut ist, sie verdienen die schwersten Strafen, verdienen nicht zu leben. Manche Kranke nehmen in ihrem Bett nur einen ganz kleinen Platz ein („Bettrandstellung"), weil sie sich nicht für wert halten, sich bequem hinzulegen, andere wollen nicht essen, weil sie das Essen nicht verdienen u. dgl. mehr. Die Zukunft erscheint diesen Kranken hoffnungslos: sie müssen elend zugrunde gehen, müssen samt ihrer Familie verarmen, werden nie mehr etwas leisten können; wenn sie, wie das häufig der Fall ist, ein gewisses Gefühl davon haben, daß sie krank sind, so halten sie ihre Krankheit für unheilbar, wollen von einer Aussicht auf Besserung nichts wissen. Dieser Pessimismus treibt die Depressiven häufig zum Selbstmord, durch den sie ihrem unnützen Leben ein Ende bereiten, den Qualen der Zukunft aus dem Wege gehen wollen. Mit der traurigen Stimmung verbindet sich eine Hemmung der seelischen Vorgänge, die sich sowohl objektiv im Verhalten des Kranken kundgibt, als auch subjektiv von ihnen peinlich empfunden wird. Die einfachsten Denkprozesse machen den Kranken große Schwierigkeiten, die Reproduktion von Erinnerungen ist verlangsamt und erschwert. Sie sprechen wenig, zögernd, geben oft auch auf einfache Fragen erst nach längerer Pause einsilbige Antworten, scheinen nur mit größter Anstrengung zu verstehen, was man zu ihnen spricht. Sie selbst klagen über eine Abnahme des Gedächtnisses, über eine innere Leere, kommen sich verödet, blödsinnig, innerlich erstarrt vor, als sei alles in ihnen abgestorben. Der Wille, die Tatkraft der Kranken liegen darnieder. Sie können sich nicht aufraffen, sich zu nichts entschließen. Die kleinsten Leistungen erfordern unverhältnismäßige Anstrengungen, das An- und Auskleiden wird mit größter Selbstüberwindung vollzogen. Dabei machen sich die Kranken oft Vorwürfe wegen ihrer Faulheit. In manchen Fällen ist der Bewegungs- und Betätigungstrieb der Kranken so gesunken, daß sie jede Bewegung vermeiden, oft ihr Bett nicht verlassen und stets nach neuen Ausreden suchen, um nicht aufstehen zu müssen. Nicht selten bildet die Schwere der Hemmung ein Gegengewicht gegenüber der Selbstmordneigung dieser Kranken, indem sie es ihnen unmöglich macht, ihren lebhaften Wunsch zu sterben, in die Tat umzusetzen, während gerade jene Zustände, in denen die Hemmung keinen so hohen Grad erreicht, die größte Gefahr der Ausführung eines Selbstmordes begründen.

Das Bild der bisher geschilderten reinen Depression, der sogenannten Melancholia simplex, kann sich in mannigfacher Weise dadurch komplizieren, daß ihre Erscheinungen einen besonders hohen Grad annehmen oder daß zu ihnen noch andere abnorme Erscheinungen hinzutreten. Die Selbstvorwürfe und Kleinheitsideen der Kranken können eine phantastische und wahnhafte Gestalt annehmen. Die Kranken beschuldigen sich fälschlich der größten Laster und Verbrechen, sie haben sich und die Ihrigen, die ganze Welt ins Unglück gestürzt, sie haben sich gegen Gott versündigt, sich dem Teufel ergeben. Eine Kranke unserer Beobachtung wollte während des Balkankrieges ihren Sohn köpfen lassen, damit der Friede auf dem Balkan hergestellt werde. Bisweilen finden sich auch illusionäre Wahrnehmungsfälschungen und selbst Halluzinationen, die dem Krankheitsbilde eine Ähnlichkeit mit dem Verfolgungswahn verleihen. Die Kranken wähnen, man sehe ihnen ihre Schlechtigkeit an, betrachte sie mit verdächtigenden Blicken, spucke vor ihnen aus, beschuldige sie schlechter Handlungen. Sie glauben sich verhöhnt, verdächtigt, beschimpft, sie hören Schutzleute vor dem Hause, die sie ins Gefängnis abholen wollen, hören, daß man sie zum Tode verurteilt. Auch andere Halluzinationen, deren Inhalt der Stimmungslage entspricht, kommen

gelegentlich vor: die Kranken hören Stimmen, die sie zum Selbstmorde auffordern, sie hören ihre Kinder schreien, die gemartert
würden, sie sehen die Leichen ihrer Angehörigen. Häufig finden
sich allerlei hypochondrische Wahnvorstellungen — zum
Teil wohl durch abnorme Körperempfindungen angeregt —: Die
Kranken glauben an allen möglichen Krankheiten zu leiden; sie
sind paralytisch, haben Eiter im Kopf, ihr Gehirn ist faul, sie haben
keinen Stuhl.

Die Hemmung kann in ihren höchsten Graden zur Ausbildung eines Stupors führen (man sprach früher von einer Melancholia cum stupore), eines Zustandes, in welchem die Kranken
regungslos daliegen, ohne spontan etwas zu äußern oder Fragen
zu beantworten, ohne eine Aufforderung zu befolgen, ohne auf
schmerzhafte Reize, etwa auf Nadelstiche, zu reagieren, in welchem
sie keine Nahrung zu sich nehmen, ihre Exkremente unter sich lassen,
widerstands- und willenlos jede Handlung mit sich vornehmen
lassen. Nur der traurige oder ratlose Gesichtsausdruck, in manchen
Fällen kurze Unterbrechungen des Stupors, die in einer ängstlichen,
oft geflüsterten Äußerung, in einem Händeringen bestehen, lassen
den zugrundeliegenden Affekt ahnen. Einen Gegensatz zu diesen
schweren Erscheinungen der Hemmung bilden jene Zustände
— die gelegentlich innerhalb einer Krankheitsphase mit stuporösen
Zuständen abwechseln können —, in denen der Angstaffekt der
Kranken eine starke motorische Unruhe hervorruft (Melancholia
cum delirio). Die Kranken laufen dann weinend und jammernd
umher, oft unter monotonen Äußerungen eines Rededranges —
„ach Gott, was ist geschehen, was soll da werden", usw. in steter
Wiederholung —, sie bitten um Verzeihung, um Hilfe, äußern
die Befürchtung, daß man ihnen etwas antun wolle. Sie zupfen
an sich herum, werfen sich auf den Boden, raufen sich die Haare
aus, schreien durchdringend, drängen sinnlos zur Tür, rennen
rasenden Laufs mit großen Sprüngen in den Zimmern hin und her,
verkriechen sich unter den Betten, schlagen mit dem Kopf gegen die
Wand, klammern sich an Personen ihrer Umgebung, fassen sie um
den Hals, würgen sie. Plötzlich einsetzende Steigerungen des ängstlichen Affekts können zu schweren Gewalttaten gegen die eigene
Person und gegen die Umgebung führen (Raptus melancholicus).

Komplizieren können sich Depressionszustände durch eine
große Überempfindlichkeit gegen äußere Reize (psychische Hyper-

ästhesie), ferner durch Depersonalisationserscheinungen, wie
wir sie beim psychasthenischen Symptomenkomplex geschildert
haben. Ihren höchsten Grad erreichen diese Erscheinungen bei
der Depression in den sogenannten nihilistischen Wahnideen:
Die Kranken behaupten, daß sie tot sind, nie geboren wurden,
daß sie nicht leben und sterben können, daß sie keinen Namen
haben; alle Menschen sind tot, die Welt ist untergegangen, sie sind
allein auf der Welt, u. dgl.

In den meisten Fällen von Depression ist das Bewußtsein der
Kranken erhalten: sie erkennen ihre Umgebung, sind zeitlich
und räumlich orientiert; gelegentlich gelingt es ihnen sogar, in leichteren Phasen der Umgebung ihre Krankheit vorübergehend zu
verbergen, um sich der Überwachung zu entziehen, die sie an der
Ausführung eines Selbstmordplanes hindern könnte. In einzelnen
Fällen aber kommt es zu schwereren Bewußtseinstrübungen und
zu deliranten Zustandsbildern mit zahlreichen schreckhaften Sinnestäuschungen und verworrenen Wahnvorstellungen. (Auch die
früher erwähnten Sinnestäuschungen pflegen sich in der Regel
nur bei leicht getrübtem Bewußtsein einzustellen.) Die Kranken
glauben sich im Gefängnis, in der Hölle, verkennen die Personen
ihrer Umgebung in diesem Sinne, sehen Teufel, das Schaffot, hören
Kanonenschüsse u. dgl. In anderen Fällen mit leichter Bewußtseinstrübung zeigen die Kranken eine merkwürdige Ratlosigkeit,
sie kennen sich nicht aus, verstehen nicht, was um sie vorgeht.

Auch der Körperzustand wird durch die Depression ungünstig
beeinflußt. Die Kranken nehmen an Gewicht ab, sie sehen auffallend
alt aus, machen den Eindruck von schwer körperlich Leidenden.
Bei Frauen zeigt die Menstruation in der Regel allerhand Anomalien,
bleibt oft auch ganz aus. In manchen Fällen von Melancholie,
besonders in den ängstlichen Zuständen, wurde eine Erhöhung
des Blutdrucks konstatiert. Der Schlaf ist fast stets gestört, der
Appetit liegt darnieder, meist findet sich eine hartnäckige Stuhlverstopfung.

In der Manie ist die Stimmung der Kranken übermäßig
heiter, übermütig, übertrieben lustig. Die Kranken fühlen sich
überschwenglich glücklich, sehen alles im rosigsten Lichte. Die
ganze Welt, alle Personen ihrer Umgebung erscheinen ihnen vor-
trefflich. Unangenehme Erlebnisse, selbst schwere Schicksals-
schläge, machen auf sie höchstens einen ganz vorübergehenden

Eindruck und lassen bald wieder ihren ungetrübten Optimismus
zum Vorschein kommen. Sie fühlen sich im Besitze einer ungeheuren
Arbeitskraft, können alles spielend erledigen, sie schwelgen in ihren
Fähigkeiten und Kenntnissen, tragen sich mit großartigen Plänen.
Ihr gehobenes Selbstgefühl macht sie anmaßend, rücksichtslos,
ungezogen, erzeugt eine Neigung zu Prahlereien und Renommiste-
reien, produziert gelegentlich auch Größenideen, — sie sind Pro-
fessoren oder Könige, haben übernatürliche Gaben, können Wunder
wirken —, die allerdings in der Mehrzahl der Fälle mehr spielerisch
vorgebracht, von den Kranken selbst nicht fest geglaubt werden
und rasch wechseln, in manchen Fällen aber doch auch längere Zeit
mit Überzeugung festgehalten werden können. Der Vorstellungs-
ablauf der Kranken ist beschleunigt, überstürzt; sie verlieren
beim Sprechen leicht den Faden, knüpfen an momentan auftauchende Erinnerungen oder an zufällige äußere Eindrücke an, geraten
vom Hundertsten ins Tausendste (Ideenflucht). Die ihnen in großer
Zahl zuströmenden Assoziationen lassen sie schlagfertig, geistreich,
witzig erscheinen, verhindern aber Konzentration und Vertiefung.
In ihren Reden zeigen sie oft eine Vorliebe für Klangassoziationen
und Reimbildung. Es besteht ein mächtiger Rededrang: Die Kranken schwätzen oft unaufhörlich, meist mit ausdrucksvoller Mimik
und lebhaften Gesten, oft in rasendem Tempo. Auch der Betätigungsdrang der Kranken ist lebhaft gesteigert, desgleichen ihr
Bewegungstrieb und ihre Sexualität. Die Kranken interessieren
sich für Dinge, die ihnen früher ganz fernlagen, bekümmern sich
um Kunst und Politik, knüpfen allenthalben Beziehungen an,
reden in alles hinein, drängen sich überall vor. Trotz ihrer ungeheuren Vielgeschäftigkeit fühlen sich die Kranken niemals müde;
auch der durch die meist vorhandene Schlafstörung bedingte
mangelnde Schlaf läßt keine Müdigkeit aufkommen. Manche Kranke
zeigen eine wahre Schreibwut, bekritzeln jedes Papier mit großen,
flüchtigen, oft durch- und übereinander liegenden Schriftzeichen.
Die Kranken geben viel Geld aus, machen freigiebige Geschenke,
kaufen unnütze Dinge ein, respektieren in ihrer Genußsucht auch
nicht die gesetzlichen Grenzen. Sie legen oft ein kokettes Wesen
und eine bizarre Putzsucht an den Tag, lassen in ihrem Schamgefühl nach, gefallen sich in zynischen Reden, knüpfen leichtsinnige
Liebesbeziehungen an; Mädchen geben sich dem Nächstbesten
hin, Männer verlieben sich in unwürdige Objekte, gehen unver-

nünftige Ehen ein. Oft bringen die Kranken für ihre unsinnigen Handlungen allerlei Ausreden vor und bringen es in leichteren Fällen zustande, ihre Angehörigen trotz dem ärztlichen Urteil von ihrer geistigen Gesundheit zu überzeugen. Nicht selten paart sich die heitere Verstimmung mit großer Reizbarkeit. Die Kranken sind mit allem unzufrieden, nörgeln, vertragen nicht den geringsten Widerspruch, werden bei den kleinsten Differenzen sehr heftig. Nicht selten beobachtet man plötzliches und schnell wieder vorübergehendes Umschlagen der Stimmung in Weinen und Traurigkeit.

In schweren Fällen kann sich die Erregung zur „Tobsucht" (délire des actes) steigern. Die Kranken verhalten sich keinen Moment ruhig, laufen umher, springen, tanzen, verdrehen die Glieder, schneiden Gesichter, klatschen, trommeln, rücken die Möbel umher, hängen die Bilder ab. Oft zerstören sie alle möglichen Gegenstände, zerreissen ihre Kleider, zerlegen, was ihnen in die Hände kommt, zerkratzen und beschmieren die Wände. Sie schreien, jauchzen, singen, führen Reden, in denen sie einzelne Worte, die teils durch Klangähnlichkeit, teils durch äußere Verwandtschaft — Aufzählung von Städtenamen u. dgl. — mit einander verbunden sind, ohne grammatikalischen Satzbau aneinander fügen, äußern phantastische Größenideen.

In schweren Fällen kann es zu leichter Bewußtseinstrübung kommen, in der die Kranken zeitlich nicht mehr klar orientiert sind und ihre Umgebung verkennen (mitunter werden solche Orientierungsstörungen aber bloß gespielt). Auch schwerere Bewußtseinstrübungen können sich einstellen, in denen sich abenteuerliche Sinnestäuschungen und Wahnvorstellungen entwickeln und in denen die Kranken bald sehr erregt sind, bald ruhig-glücklich delirante Erlebnisse an sich vorüberziehen lassen: Sie glauben sich im Himmel, sehen Gott und die Engel, hören Glockenläuten, himmlische Gesänge und dergleichen.

Auch die Manie geht in den schwereren Formen mit einer Abnahme des Körpergewichts einher. In leichten Fällen kann das Gewicht sogar ansteigen; die Kranken machen dann einen frischeren, verjüngten Eindruck. Menstruationsstörungen kommen häufig vor. Der Schlaf ist meist wesentlich beeinträchtigt. Der Puls ist meist beschleunigt, der Blutdruck in manchen Fällen unter der Norm.

Außer den geschilderten reinen und komplizierten Formen der Manie und Depression werden — namentlich beim Übergang von der einen in die ihr entgegengesetzte Phase — Zustände beobachtet, die von Kraepelin und Weygandt als eine Kombination manischer und depressiver Symptome aufgefaßt und deshalb unter dem Namen „Mischzustände" beschrieben wurden. (Auch einzelne der bereits geschilderten Formen, z. B. die Angstmelancholie wird von manchen Autoren auf diese Weise erklärt.) So hat man Zustände von heiterer Stimmung mit Vielgeschäftigkeit und Bewegungsdrang, gleichzeitig aber mit langsamem, schwerfälligem Gedankenablauf, der sich in den inhaltsleeren, einförmigen Reden kundgibt, als gedankenarme oder unproduktive Manie bezeichnet. Der manische Stupor ist durch die Verbindung von heiterer Verstimmung mit Denkhemmung und Bewegungshemmung charakterisiert: Die Kranken lächeln stillvergnügt vor sich hin, bewegen sich aber wenig und sind für äußere Eindrücke kaum zugänglich. Ideenflucht und motorische Erregung können sich mit trauriger Stimmung verbinden, ebenso Reizbarkeit und Neigung zum Nörgeln. Außer diesen gibt es noch eine große Zahl anderer Zustandsbilder, die bisweilen innerhalb einer einzigen Phase mannigfach wechseln.

Die Dauer der einzelnen Krankheitsphasen ist sehr verschieden; in der Regel beträgt sie wenige Wochen bis Monate, in vereinzelten Fällen nur wenige Tage, manchmal aber auch Jahre. In manchen Fällen stellt sich während des ganzen Lebens nur eine einzige Phase ein, in der Mehrzahl der Fälle kommt es zu wiederholten Attacken, die sich mehr oder weniger regelmäßig über die Zeit verteilen können, die manchmal große Ähnlichkeit untereinander aufweisen — mitunter sogar „photographische Treue" —, manchmal aber die größte Verschiedenheit zeigen. Oft erreichen die Krankheitserscheinungen sehr schnell ihre volle Höhe, bisweilen erst nach einem wochenlangen Vorstadium von leichter Erregung oder leichter Depression. Der Ausgang der einzelnen Phase ist — abgesehen von seltenen Fällen, in denen sich nach längerer Dauer des Leidens ein gewisser psychischer Schwächezustand ausbildet — regelmäßig die völlige Wiederherstellung, die völlige Rekonstruierung der vor der einzelnen Phase bestehenden, sei es normalen, sei es abnormen Persönlichkeit.

Ein besonderes praktisches Interesse bieten jene Fälle, bei welchen es nicht zur Ausbildung schwerer Störungen kommt, die fast stets die Internierung in einer geschlossenen Anstalt notwendig machen, deren krankhafte Anlage sich vielmehr in meist kurz dauernden Phasen erschöpft, die die Symptome des manisch-depressiven Irreseins in abgeschwächter Form aufweisen. Man bezeichnet diese leichte Form des manisch-depressiven Irreseins als Zyklothymie. Nicht selten kommen derartige leichte — zyklothyme — Störungen, deren Erscheinungsformen mit denen der schweren Psychosen durch fließende Übergänge verbunden sind, neben solchen schweren Psychosen vor, indem einerseits die leichten Formen in späteren Jahren in schwere übergehen können oder — seltener — umgekehrt, andererseits sich gelegentlich eine schwere Attacke zwischen leichten Schwankungen einschieben kann. Hecker, Hoche, Wilmanns haben sich um die Beschreibung dieser Krankheitszustände, die nur zu häufig als „Hysterie", „Hypochondrie" oder „Neurasthenie" diagnostiziert werden, große Verdienste erworben.

In der zyklothymen Depression finden sich die depressiven Störungen, die traurige Stimmung, die Denkhemmung und die motorische Hemmung in schwächerem Grade vor als bei den früher geschilderten Zuständen. Oft vermögen die Kranken ihre Störungen vor der Umgebung längere Zeit zu verbergen und fallen höchstens durch eine leichte Gedrücktheit, durch ein schüchternes, einsilbiges Wesen, durch ihre zögernde, monotone Sprache auf. Meist sind die Kranken imstande, den wichtigsten Anforderungen des Alltags zu genügen und ihrer regelmäßigen Beschäftigung nachzugehen; sie tun das aber manchmal mit großer Anstrengung und Selbstüberwindung und unterlassen alles, was über das unumgänglich Notwendige hinausgeht, schrecken vor jeder ungewohnten Tätigkeit zurück. Sie ziehen sich nach Möglichkeit von jedem Verkehr zurück und haben die Neigung, untätig, in sich versunken da zu sitzen, und über ihren Zustand zu grübeln. Sie besitzen ein ausgesprochenes Krankheitsgefühl und haben meist auch ein großes Bedürfnis, sich über ihre Beschwerden auszusprechen. Sie klagen dann über ihre Niedergeschlagenheit und Mutlosigkeit, über Hemmung im Denken und Tun, über ihre innere Leere, die Stumpfheit ihrer Sinne, die Verödung ihrer Gefühle. Ihr Gedächtnis erscheint ihnen geschwächt, sie können geläufige Erinnerungen nicht wachrufen, früher feste Bestandteile ihres Wissens nicht reproduzieren und verwerten. Es macht ihnen Mühe, der einfachsten Unterhaltung zu folgen, ihre Gedanken auf die gewöhnlichsten Dinge zu konzentrieren. Sie klagen über die Schwierigkeit, die ihnen die geringste Tätigkeit bereitet, die Überwindung, die sie jedes Wort und jede Bewegung kostet, klagen über ihre Unfähigkeit, sich zu irgendetwas zu entschließen. Sie leiden unter dem Gefühl ihrer Gleichgiltigkeit, unter dem Schwinden ihrer Interessen, ihrer Vorliebe für Wissenschaft und Kunst, ihrer Liebe zur Natur — Anomalien, die fließend in die früher geschilderten, gerade in zyklothymen Depressionen nicht seltenen, Depersonalisationserscheinungen übergehen. Auch Zwangsvorstellungen sind eine nicht seltene Komplikation dieses Krankheitsbildes. Bisweilen nehmen Selbstvorwürfe einen breiten Raum ein, die zwar den Charakter des Möglichen an sich tragen, aber stark übertrieben sind, so wenn die Kranken über harmlose Fehler, die sie vor vielen Jahren begangen haben, immer wieder nachgrübeln. Infolge der Selbstvorwürfe und der Kleinheitsideen der Kranken entwickelt sich bisweilen eine abnorme Sparsamkeit oder eine übertriebene Frömmigkeit oder ein übermäßiger Altruismus. Die Kranken gönnen sich nichts, legen alte Kleider an, beschränken sich in der Nahrung, sie besuchen häufig die Kirche, beten viel. Manche sonst lebenslustige Menschen gehen in einem solchen Zustande ins Kloster oder widmen sich der Krankenpflege. Nicht unbedeutend ist die Gefahr des Selbstmordes bei diesen Kranken. Die meisten von ihnen haben ein Gefühl des Lebensüberdrusses · und denken wenigstens zeitweise daran, sich etwas anzutun, wenn es auch in der Mehrzahl der Fälle nicht zur Tat kommt.

In vielen Fällen ist der Schlaf gestört, in anderen wieder über die Norm verlängert. Der Appetit ist meist gering. Die Kranken nehmen an Gewicht ab, sehen blaß, verfallen, schlaff, vergrämt aus. Ihre Haltung ist oft lässig, müde, der Blick verschleiert, die Haut welk. Vielfach finden sich Klagen über allerhand körperliche Beschwerden, über Kopfschmerzen, Druck oder Spannen im Kopf, Schwindelanfälle, Herzklopfen, Schmerzen in den verschiedensten Gegenden des Körpers. Auch hypochondrische Vorstellungen, Furcht vor einer schweren Krankheit, vor Lungenschwindsucht oder dergleichen, kommen vor.

Nicht selten werden die körperlichen Beschwerden der zyklothym Deprimierten, wenn sich irgendeine leichte Abnormität an einem Organ nachweisen läßt, selbst von Ärzten für die Ursache der Verstimmung gehalten, deren Folge sie in Wirklichkeit sind. Wichtig sind in dieser Hinsicht namentlich Verdauungsbeschwerden, auf deren häufiges Vorkommen bei der Zyklothymie von Wilmanns hingewiesen· wurde. Appetitlosigkeit, Aufstoßen, Erbrechen, schlechter Geschmack· im Munde, Stuhlverstopfung und Diarrhöe, Blähungen, Gefühl von Druck und Fülle im Magen gehen mit allerlei hypochondrischen Befürchtungen vor Magenkrebs, Magengeschwür u. dgl., einher. Die Magenbeschwerden beherrschen nicht selten das ganze Krankheitsbild und geben Anlaß zu lokalen Behandlungen, zumal wenn sich leichte Störungen der Magensaftsekretion oder der Beweglichkeit des Magens nachweisen lassen, die aber bei der bekannten Beeinflußbarkeit dieser Faktoren durch psychische Vorgänge leicht als Folge der gemütlichen Störung zu erklären sind. Während derartige Magenbehandlungen in der Regel die hypochondrischen Neigungen des Kranken verstärken — es sei denn, daß gerade von innen heraus der Umschwung in die gehobene Phase erfolgt —, so vermag die Beruhigung durch den sachverständigen Arzt bei diesen bis zu einem gewissen Grade beeinflußbaren Kranken oft günstig einzuwirken.

Die manische Phase der Zyklothymie, die sogenannte Hypomanie, biete ein völlig anderes Bild. Der Hypomanische sieht jugendlich aus, er strotzt vor Gesundheit, seine Augen glänzen, sein Gang ist elastisch. Seine Stimmung ist heiter, er ist zufrieden und glücklich, fühlt sich körperlich außerordentlich wohl, rühmt seine Kraft und Leistungsfähigkeit. Er ist lebhaft, gesprächig, sicher in seinem Auftreten, bestimmt in seinem Urteil. Die Hypomanischen sind frisch im Zugreifen, schnell in der Tat. Sie lieben Geselligkeit, scherzen und lachen, überschäumen manchmal von Witz und sprudelnder Lebhaftigkeit, haben rege Interessen, legen Gewicht auf ihre Kleidung, auf die Einrichtung ihrer Wohnräume. In mäßiger Ausprägung brauchen diese Züge bei ihrer Umgebung gar nicht den Verdacht der Krankheit zu erwecken, lassen ihre Träger vielmehr als liebenswürdige, geistreiche Menschen erscheinen. In der Tat scheint bei manchen Menschen die Leistungsfähigkeit ·in diesen Zuständen gesteigert zu sein, indem ihnen Ideen und Einfälle reichlicher zufließen und die leichte Erregung der Willensantriebe die sonst der Produktion entgegenstehenden Hemmungen aufhebt. Manche Künstler, Dichter, Schauspieler, auch manche

Gelehrte, die zeitweise stagnieren, um dann plötzlich wieder auf-
zutauchen und von sich reden zu machen, indem sie eine Reihe
geistiger Erzeugnisse an den Tag bringen, leiden an einer leichten
Form der Zyklothymie, deren Schwankungen fließend in die der
psychischen Vorgänge beim Normalen übergehen. Manchmal werden die krankhaften Schwankungen erst dann bemerkt, wenn
das Auftreten einer schwereren Phase die Aufmerksamkeit auf die
abnorme Veranlagung gelenkt hat.

Vielfach bildet schon in leichten Fällen die Neigung zur Geld-
verschwendung, die Neigung zu sexuellen Abenteuern, die zu
leichtsinnigen Verhältnissen, zu vorschneller Heirat, zu Schwangerschaft führen kann, eine Gefahr für die eigene Persönlichkeit. In
schwereren Fällen werden auch die geistigen Leistungen des Kranken
durch seine Ablenkbarkeit und Unstetigkeit beeinträchtigt, die
kein planvolles Arbeiten zuläßt, die Kranken vielmehr an immer
neue Aufgaben herangehen, sie immer neue Betätigungen suchen
läßt.

Nicht selten verbindet sich die heitere Stimmung des Hypomanischen mit großer Reizbarkeit und Empfindlichkeit, mit einer
Neigung zum Nörgeln und Quengeln, mit Rücksichtslosigkeit
und Egoismus, welche Eigenschaften die Kranken zu unleidlichen
Genossen machen und das Vorhandensein ethischer Defekte vortäuschen können, die ihnen in ihrem normalem Zustande nicht
zukommen. Ebenso wie bei den ausgesprochenen Psychosen des
manisch-depressiven Irreseins werden auch bei der Zyklothymie
die verschiedensten Mischzustände beobachtet.

Die Behandlung der Zyklothymie, die oft noch im häuslichen
Kreise erfolgen kann, bedarf eines großen Verständnisses und einer
bedeutenden Rücksichtnahme von seiten der Umgebung sowie
der sachkundigen Führung eines verständigen Arztes. In manchen
Fällen wird auch in leichten Zuständen eine etwaige Selbstmord-
gefahr oder die erwähnten gefährlichen Neigungen der Hypomanischen die Einweisung in eine geschlossene Anstalt notwendig machen.
Die rechtzeitige Erkennung dieser Zustände kann vor mancher
Schädigung bewahren.

Die erste Phase des manisch-depressiven Irreseins und der
Zyklothymie pflegt in der großen Mehrzahl der Fälle in oder bald
nach der Pubertät, selten bereits im Kindesalter aufzutreten. Bei

der großen Bedeutung, die der Heredität, namentlich einer gleichartigen Vererbung — Auftreten des manisch-depressiven Irreseins oder der Zyklothymie bei Abkömmlingen manisch-depressiver oder zyklothymer Kranker — zukommt, wird bei derart Belasteten im Entwicklungsalter eine besondere Rücksichtnahme und Beaufsichtigung notwendig sein, damit die eventuell ausbrechende Krankheit in ihren ersten Anfängen erkannt und rechtzeitig die nötigen Vorsichtsmaßregeln zum Schutze der in mannigfacher Hinsicht gefährdeten Kranken getroffen werden. Äußere Einflüsse, Schädelverletzungen, Infektionskrankheiten, Erschöpfung scheinen die Disposition zur Krankheit zu erhöhen und wirken bisweilen auch als auslösende Ursachen des einzelnen Anfalls.

Unter den Manisch-Depressiven und Zyklothymen finden sich vielfach Menschen mit sehr guter geistiger Begabung, namentlich mit künstlerischen Fähigkeiten. Auch auf moralischem Gebiete sind die meisten Kranken hoch entwickelt, oft sind sie feinfühlige, empfindliche, weiche Naturen. Verbrecherische Persönlichkeiten — abgesehen natürlich davon, daß in den Krankheitsphasen mitunter verbrecherische Handlungen begangen werden — finden sich unter diesen Kranken außerordentlich selten. Im ganzen scheint das weibliche Geschlecht etwas mehr zur Erkrankung zu neigen und namentlich im Pubertätsalter dürfte der Anteil der Mädchen ein höherer sein.

In ihren ersten Anfängen zur Zeit der Pubertät wird die Krankheit bisweilen verkannt. Leichte Depressionszustände werden für Faulheit, für Arbeitsscheu gehalten, leichte Hypomanien werden auf die physiologischen Veränderungen der Pubertät mit ihrem Übermut, ihrer ausgelassenen Stimmung, ihrem Bewegungsdrang zurückgeführt oder aber als ethische Defektuosität aufgefaßt. Die Unveränderlichkeit der Stimmung, das Fehlen des Schlafbedürfnisses können hier den richtigen Weg weisen. In manchen Fällen ist die Differentialdiagnose gegenüber den Anfängen der später zu schildernden Dementia praecox außerordentlich schwierig und führt bisweilen trotz sorgfältigster Erwägung aller Umstände zu diagnostischen Irrtümern. Depressive Zustandsbilder finden sich nicht selten als Einleitung der Dementia praecox. Andererseits kann psychische Hemmung, namentlich in Verbindung mit heiterer Stimmung, den Anschein geistiger Schwäche erwecken, eine leere Heiterkeit vortäuschen, wie wir sie bei der Dementia praecox zu sehen gewohnt sind. Den Hypomanien jugendlicher Persönlichkeiten ist manchmal eine gewisse läppische Färbung eigen, die gelegentlich für eine katatonische Erregung gehalten werden kann.

Im jugendlichen Alter scheinen die leichteren Formen der Krankheit zu überwiegen. Manische Zustandsbilder sind bei jungen Menschen, insbesondere beim weiblichen Geschlecht, anscheinend verhältnismäßig häufig, während mit zunehmendem Lebensalter, mit der Vermehrung der Reibungen des täglichen Lebens und der Verringerung der Fähigkeit zum Ausgleichen gemütlicher Schädigungen die Neigung zu Depressionen zunimmt. Diese Tatsache bildet einen Hinweis auf die Frage der Beziehung der Persönlichkeit zur bestimmten Art einer Phase des manischdepressiven Irreseins, deren Untersuchung Reiß eine groß angelegte Arbeit widmete. Er fand, daß im allgemeinen — mit zahlreichen Ausnahmen im einzelnen — bei heiterer Veranlagung die manischen, bei depressiver Veranlagung die traurigen Verstimmungszustände überwiegen und daß, je ausgesprochener die manische oder depressive Veranlagung ist, sich eine um so deutlichere Neigung zu gleichartigen Psychosen kundgibt. Dagegen erwiesen sich die zirkulären Psychosen als von der individuellen Veranlagung durchaus unabhängig. So gibt es denn fließende Übergänge von dem relativ seltenen Hauptrepräsentanten der produktiven Abnormität, dem zirkulären Irresein, über Persönlichkeiten mit dauernden Anomalien der Stimmung und zeitweise auftretenden Krankheitsphasen zu jenen konstitutionell Erregten und Verstimmten ohne ausgesprochene Psychosen, die wir unter den psychopathischen Persönlichkeiten geschildert haben und die von manchen Autoren dem manischdepressiven Irresein zugerechnet werden.

Für die Verwandtschaft beider Gruppen — des manischdepressiven Irreseins und der Psychopathien — spricht auch der Umstand, daß sich im Habitualzustande Manisch-Depressiver nicht nur Anomalien des Temperaments und der Stimmung, sondern auch alle möglichen anderen psychopathischen Störungen häufig finden. Eine Kette zieht sich auch von den unter den Psychopathen geschilderten Typen reaktiver Stimmungslabilität — Persönlichkeiten, die auf jedes Erlebnis in extremer Weise reagieren — über die durch ihre Mischung aus spontanen und reaktiven Momenten gekennzeichneten psychopathischen Verstimmungszustände bis zu jenen nicht häufigen Formen des manisch-depressiven

Irreseins, deren Phasen jedesmal in völliger Unabhängigkeit von
äußeren Faktoren auftreten. Die Übergänge zeigen sich darin,
daß auch bei Manisch-Depressiven neben spontan einsetzenden
Phasen sich gleichartige Zustandsbilder im Anschluß an schwere
gemütliche Erregungen einstellen können. Alle diese Umstände
sprechen für die Verwandtschaft dieser beiden aus dem Boden der
abnormen Veranlagung herauswachsenden Stämme des „degenerativen Irreseins".

Die Epilepsie.

Wir haben uns bisher mit Zuständen beschäftigt, die in der
Hauptsache auf dem Boden einer abnormen Veranlagung entstehen
— sei es, daß diese in einer dauernden Abweichung von der Norm,
sei es, daß sie im Auftreten einzelner Anfälle und Phasen ihren
Ausdruck findet — und denen das gemeinsam ist, daß sie prinzipiell
nicht zur Entwicklung eines psychischen Schwächezustandes führen.
Ihnen stehen Krankheitsprozesse gegenüber, die eine
in einem bestimmten Zeitpunkte einsetzende, fortschreitende,
nicht wieder ausgleichbare Umwandlung der Persönlichkeit herbeiführen. Im Rahmen dieser Abhandlung kommt zwei Krankheits-
prozessen eine besondere Bedeutung zu, weil sie sehr häufig im
jugendlichen Alter einsetzen und ihnen teilweise ein direkter Zusammenhang mit der Pubertät nachgesagt wird — es sind die
Epilepsie und die Dementia praecox. Bei der Entwicklung dieser
Krankheiten spielt zweifellos, wenigstens in einem Teil der Fälle,
die abnorme Veranlagung eine wichtige Rolle, doch hat es eine
gewisse Wahrscheinlichkeit für sich, daß während des Lebens
einwirkende Schädlichkeiten, vorläufig ganz unbekannter Natur,
eine wesentliche Ursache des Krankheitsprozesses bilden.
Die Bezeichnung Epilepsie ($\dot{\varepsilon}\pi\iota\lambda\alpha\mu\beta\alpha\nu\varepsilon\iota\nu$, ergreifen) gilt
einem chronischen Leiden, das durch eine mehr oder weniger regel-
mäßige Wiederkehr eigenartiger Krampfanfälle oder später zu schil-
dernder „kleiner Anfälle" charakterisiert ist (Redlich: chronische
Epilepsie). Fälle, in denen es zu ganz vereinzelten oder während
einer kurzen Lebensperiode zu einem gehäuften Auftreten epileptischer Krämpfe kommt, sind in diese Begriffsbestimmung nicht
einbezogen, obwohl die Annahme, daß es sich möglicherweise
bei einer Anzahl solcher Fälle — jedenfalls aber der großen Minder-

heit — um den gleichen Krankheitsvorgang handelt wie bei der chronischen Epilepsie, nicht von der Hand zu weisen ist.

Chronische Epilepsie findet sich gelegentlich bei grob anatomischen Erkrankungen des Gehirns (Geschwülste, Verletzungen des Gehirns, Erweichungen, zerebrale Kinderlähmung usw.). Man bezeichnet diese Fälle als „symptomatische Epilepsie" und stellt ihnen die überwiegende Zahl von Epilepsiefällen, in denen sich grobe Veränderungen im Gehirn nicht finden lassen, gegenüber. Zumeist lassen sich Fälle von symptomatischer und andersartiger Epilepsie auch klinisch unterscheiden. (Auf eine Besprechung der unterscheidenden Merkmale soll nicht eingegangen werden, da eine Schilderung der symptomatischen Epilepsie den Rahmen dieser Abhandlung überschreiten würde.) In einer Anzahl von Fällen dagegen, die während der klinischen Beobachtung nicht den Verdacht der symptomatischen Epilepsie erweckt hatten, findet man dennoch bei der Sektion einen grob anatomischen Befund. Mit der Verbesserung der klinischen Untersuchungsmethoden — neuerdings mit Hilfe der Röntgenuntersuchung — verschieben sich daher die beiden Gruppen ein wenig zugunsten der symptomatischen Epilepsie.

Eine nicht unbeträchtliche Anzahl von Fällen nichtsymptomatischer Epilepsie führt zu einem später zu besprechenden psychischen Defektzustand. Man hat diese Erfahrung dazu benützt, um im Laufe der letzten Jahre von der Epilepsie Gruppen von Krankheitsbildern mit epileptischen Anfällen abzutrennen, die dadurch ausgezeichnet sind, daß sie nicht zur Verblödung führen. Zu diesen abgetrennten Gruppen gehört die Alkoholepilepsie, (auf deren Besprechung verzichtet werden soll), und die früher erwähnten reaktiven epileptischen Anfälle und nichtepileptischen Absenzen. Die Abtrennung dieser Gruppen wird im Prinzip von den meisten Autoren für berechtigt gehalten, wenn auch über die Frage der Zugehörigkeit des einzelnen Falles zur Epilepsie, der genuinen, idiopathischen oder auch echten Epilepsie, oder zu einer dieser Gruppen große Meinungsverschiedenheiten bestehen.[1] (Der Begriff der genuinen Epilepsie wird von verschie-

---

[1] Die vielfach in der Literatur niedergelegte Behauptung, daß bedeutende Männer der Geschichte — Caesar, Napoleon und andere — Epileptiker waren, ist nach moderner Auffassung mindestens zweifelhaft.

denen Autoren in sehr verschiedenem Sinne gebraucht [1]), weshalb
Redlich vorschlägt, ihn überhaupt fallen zu lassen. Hier verstehen wir unter dieser Bezeichnung oder auch unter Epilepsie
schlechtweg Fälle von chronischer Epilepsie ohne grob-anato-
mischen Befund, mit Ausschluß der erwähnten abzutrennenden
Gruppen.)

Die so umgrenzte Epilepsie wird von manchen Autoren (namentlich von Binswanger) als Neurose, d. h. als eine funktionelle,
nicht durch anatomische Veränderungen bedingte Krankheit,
etwa wie die Hysterie, aufgefaßt. Andere Autoren sehen in ihr
eine von den in den vorhergehenden Kapiteln geschilderten, funktionellen Krankheiten prinzipiell verschiedene, anatomisch — allerdings, im Gegensatz zu der symptomatischen Epilepsie, durch
feine Veränderungen — bedingte Erkrankung. (Das Bestreben
der letzteren Autoren geht dahin, aus dieser Gruppe, ähnlich wie
das in den oben angeführten Beispielen geschah, weitere nicht
verblödende Krankheitsgruppen abzusondern, um schließlich, wenn
es so etwas gibt, auf eine anatomisch einheitliche Epilepsiegruppe
mit überwiegend verblödenden Fällen zu gelangen.) Neben den
epileptischen Anfällen finden sich bei der genuinen Epilepsie auch
häufig verschiedene vorübergehende psychische Störungen, außerdem, wie bereits erwähnt, nach längerem Bestehen des Leidens
meist auch dauernde psychische Veränderungen.

Der klassische „epileptische Krampfanfall" („Epilepsia
major" oder gravior, grand mal) kann plötzlich einsetzen oder
sich durch Vorboten ankündigen. Selten dauern diese Vorboten
längere Zeit — Stunden bis Tage — an und zeigen sich in Störungen
des Allgemeinbefindens, in Verstimmung, Reizbarkeit, Kopfschmerzen, Schwindelgefühl. (Auch die später zu erwähnenden
Geistesstörungen gehen manchmal Anfällen voraus.) Weit häufiger
sind Sekunden bis Minuten dauernde Vorboten des Anfalls, die
sogenannte Aura (Hauch; der Name rührt davon her, daß sie sich

---

[1]) So halten Kraepelin und manche seiner Schüler Krämpfe oder
kleine Anfälle zur Stellung der Diagnose Epilepsie nicht für notwendig.
Aschaffenburg bezeichnet als Kriterium der Epilepsie „das periodische
Auftreten von Störungen, die bald mehr motorische Reizerscheinungen,
bald mehr sensorische Lähmung von leichtester Benommenheit bis zu voll-
ständiger Bewußtseinsaufhebung, bald endlich Stimmungsanomalien in
allen möglichen Kombinationen zeigen".

bei manchen Kranken in Form eines Luftzuges, eines Gefühls von Angeblasenwerden zeigen).

Die Aura ist in verschiedenen Fällen außerordentlich mannigfaltig, oft sehr kompliziert, pflegt sich aber in der Regel beim einzelnen Individuum vor jedem Anfall in sehr ähnlicher Weise zu wiederholen. Empfindungen allgemeinen Unwohlseins, Übelkeit, Brechreiz, Schwindelgefühl, Druck im Magen, Beklemmung, Aufsteigen eines heißen Gefühls vom Magen gegen den Kopf, Blutwallungen, Schmerzen in den Gliedern, Gefühlsstörungen, Kribbeln, Eingeschlafensein einer Hand, abnorme Empfindungen des Geschmacks und Geruchs, Tintengeschmack, Schwefelgeruch u. dgl., Täuschungen des Gehörs und Gesichts, Farbenerscheinungen, Lichter, Funken, Bilder, Klingen im Ohr, Sausen, Hören bestimmter Worte und vieles andere können die Einleitung des Krampfanfalls bilden. Mitunter erscheint die ganze Umgebung verändert oder es wird umgekehrt eine fremde Situation plötzlich als genau schon einmal durchlebt empfunden (déjà vu). Personen nehmen einen statuenhaften Charakter an, bestimmte Vorstellungen oder Erinnerungen tauchen auf, ein Angstgefühl befällt den Kranken. Gelegentlich kommt es zu bestimmten Bewegungen, zu Laufen, Springen, zum Ausrufen bestimmter Worte, zu Pfeifen, Singen, Schreien. Oft kombiniert sich die Aura aus mehreren der erwähnten oder ihnen ähnlicher Vorgänge.

Dieser Aura folgt nun der eigentliche Krampf. Manche Kranken vermögen in der Aura sich hinzulegen oder hinzusetzen oder jemanden aus ihrer Umgebung auf das Nahen des Anfalls aufmerksam zu machen und sich auf diese Weise vor gewissen Gefahren des Anfalls zu schützen. Mitunter gelingt es einzelnen Kranken durch Anwendung bestimmter, oft recht komplizierter Maßnahmen, z. B. Umschnüren eines Gliedes, oder durch eine besondere Willensanstrengung den Ausbruch des Anfalls zu verhüten und der Anfall hat dann bei der Aura sein Bewenden. Immerhin sind solche Fälle selten und der Effekt auch beim einzelnen Kranken kein regelmäßiger. In einem großen Teile der Fälle fehlt jede Aura. Die Körpermuskulatur des Kranken erschlafft plötzlich und er bricht brüsk, manchmal mit einem gellenden Schrei, bewußtlos zusammen. Dabei kann er durch einen Fall in Feuer oder Wasser zu Schaden kommen; es kam vor, daß Epileptiker, die im Anfall mit dem Gesicht nach vorne hinstürzten, in einer seichten Pfütze erstickten. Es folgt schnell eine allgemeine Starre der Körpermuskulatur, das sogenannte tonische Stadium des Anfalls. Oft findet sich in diesem eine blaue Verfärbung des Gesichtes und der Lippen (Zyanose), vermutlich durch Atmungsstillstand infolge der Muskelanspannung bedingt. Die Kiefer sind in diesem Stadium aneinandergepreßt, die Arme meist einwärts gerollt, die Fäuste geballt. Nach etwa $1/2$ Minute beginnen Zuckungen in den Gliedern (klonisches Stadium), allmählich an Stärke und Schnelligkeit zunehmend, meist aus rhythmischen Beuge- und Streckbewegungen, mitunter auch aus komplizierteren Bewegungen bestehend, oft auch von Zuckungen im Gesicht, in der Zunge, in den Augen begleitet. Meist sind beide Seiten in gleicher Weise beteiligt — wenn auch der Beginn auf einer Seite nicht selten ist —, manchmal ist die eine Seite bevorzugt. (Selten bleiben die Anfälle auf eine Seite beschränkt, was bei Anfällen der symptomatischen Epilepsie sehr häufig ist.) Nach $1/2$—5 Minuten werden die Zuckungen schwächer und hören allmählich auf.

Im Anfall sind die Pupillen weit und verengern sich, im Gegensatz zur Norm, nicht auf Lichteinfall. Auch der Kornealreflex (Blinzelbewegung bei Berührung der Hornhaut) fehlt. Während des Anfalls und nach demselben findet man gelegentlich den sogenannten Babinskischen Reflex (Aufwärtsbewegung der großen Fußzehe bei Bestreichen der Fußsohle). Im Anfall kommt es bisweilen zu starkem Schweißausbruch. Der im Anfall oder kurz nach demselben entleerte Urin erhält manchmal etwas Eiweiß. Im Anfall kommt es vielfach durch das Auffallen des Körpers und das Herumschleudern der Glieder zu Verletzungen, durch die klonischen Zuckungen der Kiefermuskulatur zu Zungenbissen, zum Austritt von Schaum aus dem Munde, der durch das beigemengte Blut der Zunge rötlich gefärbt erscheinen kann, zu Abgang von Stuhl und Urin, bisweilen auch zu kleinen Blutaustritten unter die Haut und die Bindehaut des Auges. Nach dem Anfall findet man bisweilen vorübergehende Reflexdifferenzen, selten kurzdauernde Lähmungen, Sprachstörungen usw.

Dem Aufhören der Zuckungen folgt meist ein kurzes Stadium von Bewußtseinstrübung, aus welchem dann der Kranke erwacht, oder, was viel häufiger ist, in einen mehrstündigen Schlaf verfällt. Im Stadium dieser Bewußtseinstrübung zeigt sich gelegentlich eine gewisse Unruhe, ein sinnloses Umhergreifen, Sichumherwälzen, Auskleiden, manchmal eine kurze Erregung mit Neigung zu Gewalttätigkeit oder es stellt sich Übelkeit, Erbrechen ein. Meist treten nach dem Anfall Kopfschmerzen und ein Gefühl großer Mattigkeit auf — insbesondere, wenn der Kranke aus dem einem Anfall folgenden Schlaf geweckt wird. An den Anfall besitzt der Kranke keine Erinnerung, vermag aber oft aus äußeren Umständen — Zungenbiß, Verletzung, Gefühl von Abgeschlagenheit und Kopfschmerz — zu erkennen, daß er einen Anfall erlitten habe.

Die epileptischen Krampfanfälle treten meist spontan auf, können aber auch gelegentlich durch äußere Umstände — Aufregung, körperliche Überanstrengung, fieberhafte Erkrankung usw. — ausgelöst werden. Eine bedeutende auslösende Wirkung kommt in vielen Fällen dem Alkohol zu. Die Anfälle können bei Tag und bei Nacht auftreten. Bei manchen Kranken kommen sie nur im Schlafe. Mitunter bleiben nächtliche Anfälle dem Kranken selbst und der Umgebung längere Zeit verborgen. Zungenbisse, die morgens beim Erwachen bemerkt werden, Blut auf dem Kopfkissen sprechen sehr für das Vorhandensein nächtlicher epileptischer Anfälle. Bisweilen kann nächtliches Einnässen, das sich nur in Intervallen, nicht allnächtlich wiederholt, namentlich wenn am nächsten Tage über Mattigkeit und Kopfschmerzen geklagt wird, den Verdacht der Epilepsie erwecken. Die Häufigkeit der Anfälle ist bei verschiedenen Kranken und bei dem einzelnen Kranken in verschiedenen Perioden seines Lebens oft außerordentlich verschieden. Gelegentlich kann es zu einer großen Häufung von Anfällen kommen (Status epilepticus, état de mal), die eine das Leben bedrohende Gefahr für den Kranken mit sich bringt. Oft findet sich in diesen Zuständen eine hohe Temperatursteigerung. Es können sich schwere körperliche Erkrankungen, namentlich Lungenentzündung, entwickeln, es kann aber auch ohne eine solche Erkrankung der Tod unter zunehmender Schwäche eintreten.

Neben diesen typischen epileptischen Krampfanfällen kommen bei Epileptikern häufig auch andere Anfälle vor, deren Symptomatologie äußerst mannigfaltig ist. Bald stellen sich kurze Bewußtseinsverluste ohne irgendwelche Reizerscheinungen ein, die Kranken werden für einen Moment schlaff, knicken ein, lassen etwas fallen, stocken im Sprechen oder in ihrer Tätigkeit, um gleich wieder fortzusetzen, als ob nichts geschehen wäre (Absenzen); bei manchen kommt es bei mehr oder weniger stark getrübtem Bewußtsein zu kurzen Zuckungen (petit mal) oder zu komplizierten Handlungen: leichtes Zucken in einem Gliede oder im Gesicht, Schluckbewegungen, Ballen der Fäuste, eine plötzliche greifende Bewegung, Zittern, gelegentlich Umherlaufen, Pfeifen einer Melodie u. dgl.; in anderen Fällen stellen sich schnell vorübergehende Sinnestäuschungen — Ohrensausen, Flimmern vor den Augen — ein, es tauchen bestimmte Vorstellungen auf, die Kranken sprechen irgend einen Unsinn oder sie gehen gegen jemanden los, schimpfen, fluchen und vieles andere. Manche dieser Anfälle ähneln den früher als Aura des epileptischen Krampfes beschriebenen Erscheinungen; sie werden auch als unvollkommene epileptische Anfälle aufgefaßt. Auch einfache Ohnmachten und Schwindelanfälle, Anfälle von Kopfschmerzen und Migräne kommen als „Äquivalente" epileptischer Anfälle vor, können sich ebenso wie die petit mal-Anfälle zwischen schweren Krampfanfällen einschieben, sie gelegentlich auch für längere Zeit vollständig vertreten. In manchen Fällen bilden die kleinen Anfälle die einzigen Krankheitserscheinungen der Epilepsie und können in großer Zahl auftreten. Namentlich im Kindesalter kommen solche Formen vor und führen meist schnell zur Verblödung. (Daß diese Tatsache zur Unterscheidung dieser epileptischen Zustände von den „nicht epileptischen Absenzen im Kindesalter" benützt wird, wurde früher erörtert.)

Neben diesen Erscheinungen finden sich bei Epileptikern recht häufig vorübergehende psychische Störungen verschiedenster Art. Von Kraepelin und einzelnen seiner Schüler wird solchen Störungen eine große differentialdiagnostische Bedeutung beigelegt und sie haben es versucht, aus der periodischen Wiederkehr gewisser leichter psychischer Veränderungen (Verstimmungen) oder aus der symptomatologischen Färbung komplizierter psychischer Ausnahmezustände (Dämmerzustände, Delirien) auch beim Fehlen von epileptischen Krampf- oder petit mal-Anfällen Epilepsie zu diagnostizieren (sogenannte psychische Epilepsie). Dieser Versuch hat bei zahlreichen anderen Autoren Widerspruch erfahren, ohne daß es bisher zu einer Einigung der Anschauungen gekommen wäre.

Zu den anfallsweise auftretenden psychischen Veränderungen der Epileptiker gehören Stimmungsschwankungen: spontan einsetzende, Stunden bis Tage andauernde Verstimmungszustände, meist traurig-reizbarer oder traurig-ängstlicher Natur, die gelegentlich — aber selten — auch von einzelnen heiteren Stunden unterbrochen werden können, die manchmal mit Lebensüberdruß und Selbstmordneigung, bisweilen mit sexueller Erregung einhergehen. Manchmal kommt es in ihnen zur Ausbildung von Verfolgungsideen und Sinnestäuschungen — die Kranken hören Schimpfworte und Drohungen, fürchten, daß man ihnen ans Leben will u. dgl. —, die meist mit der Verstimmung wieder schwinden. Nach unserer Auffassung sind diese Verstimmungen für die Epilepsie in keiner Weise charakteristisch, unterscheiden sich nicht von den psychopathischen Verstimmungszuständen, auf deren Schilderung wir verweisen. Sie finden sich, wie wir mit anderen Autoren annehmen, sogar häufiger bei psychopathischen Persönlichkeiten als bei Epileptikern. Aber auch nicht alle Verstimmungen der Epileptiker sind epileptische Äquivalente, d. h. unmittelbare Entäußerungen des epileptischen Krankheitsprozesses; es kommen vielmehr auch bei ihnen nicht selten reaktive Verstimmungen, d. h. verständliche Reaktionen auf äußere Einwirkungen, vor. Gelegentlich kann es auf dem Boden epileptischer Verstimmungen zu Fugue- und dipsomanischen Anfällen kommen; doch sind diese Zustände nach unserer Ansicht bei Epileptikern keineswegs häufig. (Kraepelin und manche seiner Schüler, Aschaffenburg, Gaupp, sind der gegenteiligen Ansicht.) Viel seltener als traurige Verstimmungen kommen bei Epileptikern kurzdauernde heitere Verstimmungen vor, mit Glücksgefühl, gehobenem Selbstgefühl, manchmal mit Ideenflucht und Bewegungsdrang, Zustände, die den manischen Verstimmungen ähneln, sich aber durch ihre kurze Dauer und oft durch eine auffällige starke Erregung auszeichnen.

Während sich die epileptischen Stimmungsschwankungen bei normalem Bewußtsein vollziehen, gibt es bei Epileptikern psychische Ausnahmezustände, die mit einer Änderung des Bewußtseins einhergehen und die durch fließende Übergänge mit den nach Anfällen auftretenden kurzen Verwirrtheitszuständen verbunden sind. Mitunter schließen sich diese Zustände, unmittelbar an einen Anfall an, häufiger sind sie durch ein mehrtägiges Intervall von einer Serie von Anfällen getrennt (postepileptische Psychosen), gelegentlich leiten sie Krampfattacken ein (präparoxysmale Ausnahmezustände), nicht selten kommen sie ohne zeitliche Beziehung zu den Anfällen als sogenannte psychische Äquivalente der Epilepsie vor. Die Dauer dieser Psychosen beträgt einen Tag oder mehrere Tage, manchmal auch Wochen. Die Symptomatologie dieser Zustände ist außerordentlich mannigfaltig, oft auch innerhalb einer einzelnen Psychose wechselnd. Einzelne Züge dieser Psychosen werden von manchen Forschern als beweisend für die epileptische Grundlage der Ausnahmezustände angesehen, was von der Mehrzahl der Autoren nicht anerkannt wird. Es dürfte wohl die Anschauung richtig sein, daß sich alle Erscheinungen dieser Ausnahmezustände auch bei den Psychosen der Psychopathen finden können.

Die epileptischen Dämmerzustände zeichnen sich durch eine, oft traumhafte, Bewußtseinsänderung mit relativ geordnetem Verhalten aus und ähneln bisweilen ganz den hysterischen Dämmerzuständen. Ein großer Teil der den erwähnten Reisen zugrundeliegenden Dämmerzustände wurde früher — von manchen Autoren auch jetzt — für epileptisch gehalten. In der Mehrzahl der epileptischen Ausnahmezustände aber finden sich auch Störungen der Orientierung, eine gewisse Ratlosigkeit, Erschwerung der Auffassung, Konzentrationsunfähigkeit. Die Kranken sind schwerfällig in ihren Bewegungen, kleben an Worten, wiederholen einzelne Sätze. Sie begehen allerlei unsinnige Handlungen, kleiden sich aus, entblößen ihre Geschlechtsteile, laufen suchend umher, verräumen zwecklos Gegenstände, zünden Feuer an. Die Stimmung kann sehr wechseln, bald zornmütig-gereizt, bald selig-verzückt, bald traurig, bald ausgesprochen ängstlich, bald übertrieben heiter sein; die Kranken sprechen in Zuständen heiterer Erregung viel, lachen, singen, tanzen, zeigen aber meist keine Ablenkbarkeit und keine Ideenflucht (epileptische Moria). In diesen Zuständen ebenso wie in den gereizten, ganz besonders aber in den ängstlichen, kommt es nicht selten zu sinnlosen Gewalttätigkeiten, zu brutalen Akten.

In anderen Ausnahmezuständen treten Sinnestäuschungen in den Vordergrund (epileptische Delirien). Die Kranken sehen Licht, Funken, Rauch, Blut — die rote Farbe spielt bisweilen eine besondere Rolle —, sehen die Hölle, Teufel, das Fegefeuer, sie hören Musik und Gesang, Beschimpfungen und Drohungen, fühlen sich betäubt, elektrisiert, hypnotisiert. Auch Sinnestäuschungen, wie sie beim Alkoholdelirium die Regel sind — Tiere, Mäuse, Ratten, Schlangen — kommen mitunter vor. Religiöse Exstase, zuweilen gemischt mit sexuellem Verlangen, gilt als besonders charakteristisch für das epileptische Delirium: die Erscheinung des Himmels mit seinen Bewohnern, das Ertönen von Gottes Stimme und Engelgesang können sich mit überströmenden Glücksgefühl verbinden, höllische Versuchungen und Marterqualen mit schmerzvoller Dulderstimmung einhergehen.

In manchen Zuständen liegen die Kranken regungslos da, ohne sich um die Vorgänge in ihrer Umgebung zu kümmern, verunreinigen sich, nehmen keine Nahrung, befolgen keine Aufforderung oder tun das sehr zögernd (epileptischer Stupor). Manchmal kommt es aus diesen Zuständen heraus zu plötzlichen impulsiven Handlungen, zu gewalttätigen Angriffen. Manche Erregungszustände mit monotonem Schreien, mit stetem Wiederholen der gleichen Worte oder Sätze (Verbigerieren) können den später zu schildernden katatonischen Zuständen außerordentlich ähnlich sein. In leichten Benommenheitszuständen besteht mitunter eine auffällige Suggestibilität, die es ermöglicht, den Kranken alles Mögliche einzureden und sie eventuell zum Unterschreiben von Schuldscheinen oder Schenkungsurkunden zu veranlassen. Zu den psychischen Ausnahmezuständen von kurzer Dauer sind auch die, bei Epileptikern allerdings nicht häufigen, Zustände von Nachtwandeln zu zählen.

Nach dem Abklingen der Ausnahmezustände besteht gewöhnlich eine mehr oder weniger komplette Erinnerungslosigkeit (Amnesie) für die Erlebnisse während der Psychose. Manchmal ist sie durch den Beginn und das Ende des Ausnahmezustandes scharf abgegrenzt. Oft ist sie eine totale Amnesie, bisweilen finden sich einzelne „Erinnerungsinseln", manchmal an ganz gleichgültige, manchmal an besonders affektbetonte Erlebnisse. Seltener ist eine summarische, traumhafte Erinnerung an den ganzen krankhaften Zustand erhalten, dessen Einzelheiten jedoch den Kranken ziemlich fremd sind.

Eine besondere praktische Bedeutung haben neben diesen anfallsweise auftretenden Störungen die bei einer großen Zahl von Epileptikern allmählich sich entwickelnden Veränderungen des psychischen Dauerzustandes, die unter den Begriffen der epileptischen Charakterveränderung und der epileptischen Demenz zusammengefaßt werden. Manche Kranke zeigen eine zunehmende gemütliche Erregbarkeit, neigen zu schweren Zornausbrüchen und brutalen Handlungen, andere werden boshaft, rachsüchtig, hinterlistig, wieder andere eigensinnig, rechthaberisch. Viele Epileptiker aber bleiben still, bescheiden und zeichnen sich durch eine gewisse kindlich-treuherzige Gemütsart aus. Auf intellektuellem Gebiete stellen sich häufig Defekte ein. Das Auffassungsvermögen der Kranken pflegt abzunehmen, ihr Denken wird schwerfällig, sie vermögen feineren Wendungen der Konversation nicht zu folgen, ihr Gesichtskreis wird eingeschränkt, ihr Gedächtnis nimmt ab, sie werden umständlich und weitschweifig in ihren Reden, unbeholfen im Ausdruck, zeigen manchmal eine Vorliebe für geschraubte Phrasen, für Sprichwörter und allgemeine Redensarten. Alle diese Defekte können natürlich die verschiedensten Grade, manchmal bis zu tiefer Verblödung gehend, erreichen. Oft bekommt der Schwachsinn durch die sich entwickelnde große Egozentrizität der Kranken eine eigenartige Färbung. Die Kranken beschäftigen sich sehr intensiv mit ihrer Krankheit, verfolgen jeden geringfügigen körperlichen Vorgang, sprechen zu jedermann von ihrem Leiden und sind dabei oft von einem auffallenden Optimismus erfüllt, erklären, daß es ihnen jetzt schon besser gehe, daß sie hoffen, die Anfälle würden in Hinkunft ausbleiben. Oft zeigen die Kranken ein erhöhtes Selbstgefühl, das sich mit einer Neigung zu Selbstlob und zu Familienlobrednerei verbinden kann. Nicht selten finden sich Züge einer ausgesprochenen Bigotterie und die Neigung zum Zitieren von Bibelsprüchen. Manche Kranke sind sehr pedantisch und förmlich, manche süßlich und übertrieben devot. Jene Kombination von Frömmelei und Devotion mit rücksichtslosem Egoismus und brutaler Reizbarkeit, von deren Trägern Samt sagt, daß sie „den lieben Gott auf der Zunge und den Ausbund von Kanaillerie im Leibe" tragen, sind zwar für die Epilepsie bis zu einem gewissen Grade charakteristisch, aber nicht allzu häufig.

Bei der Entstehung der Epilepsie spielt unzweifelhaft die erbliche Belastung oft eine bedeutende Rolle. In einer Anzahl von Fällen findet sich direkte gleichartige Belastung. (Redlich fand unter 214 Fällen 22,8% schwere hereditäre Belastung; 12,6% boten eine gleichartige, 4,2% eine direkte gleichartige Belastung.) Namentlich dem Alkoholismus der Eltern wird seit jeher eine große Bedeutung beigemessen — die vielleicht von manchen Autoren zu hoch eingeschätzt wird. Man findet nicht selten bei Epileptikern allerlei körperliche Degenerationszeichen und psychopathische Züge,

die sich schon in der Kindheit noch vor dem Einsetzen der Epilepsie
kundgeben. Erwähnenswert ist das häufige Vorkommen von
Linkshändigkeit bei Epileptikern. Redlich gab der Meinung
Ausdruck, daß in einem Teile der Fälle die Linkshändigkeit die
Folge einer leichtesten Schädigung der linken Gehirnhemisphäre
durch eine überstandene zerebrale Kinderlähmung und einer dadurch bedingten Funktionsherabsetzung der rechten Hand sei.
Auch unter den Familienmitgliedern der Epileptiker finden sich
verhältnismäßig häufig Linkshänder (Steiner). Der Zusammenhang der eklamptischen Anfälle der Kinder, der sogenannten Gichter
oder Fraisen, mit der Epilepsie ist kontrovers. Sie werden von
einzelnen Autoren der Epilepsie zugezählt; es scheint jedoch viel
für die Annahme zu sprechen, daß wenigstens in einem großen
Teil der Fälle diese Attacken nicht demselben Prozeß ihre Entstehung verdanken wie die Epilepsie.

Über die Pathogenese der Epilepsie gehen die Ansichten
der verschiedenen Forscher, wie schon aus den einleitenden Bemerkungen dieses Kapitels geschlossen werden kann, sehr auseinander. Während die einen ihr einen anatomischen Prozeß
zugrundelegen, sprechen andere (Binswanger) bloß von dyna-
mischen Verschiebungen. Den in der Vorgeschichte der Epileptiker
nicht seltenen Hinweisen auf äußere Schädlichkeiten — akute
Infektionskrankheiten, hereditäre Lues, Schädelverletzungen, chronische Giftwirkung durch Alkohol, Blei u. dgl. — wird von verschiedenen Forschern eine verschiedenartige Bedeutung, bald
im Sinne einer Auslösung, bald in dem der eigentlichen Ursache
des Leidens beigelegt. Redlich stellt sich vor, daß die jedem
Gehirn zukommende Eigenschaft, auf bestimmte Schädlichkeiten
mit einem epileptischen Anfall zu reagieren, die „epileptische
Reaktionsfähigkeit", wie er sie nennt, bei manchen Menschen
angeborener Weise pathologisch erhöht sein kann (Bedeutung
der Heredität) und daß dann vielleicht noch pathologische Struktur-
veränderungen des Gehirns — sei es durch Infektionskrankheiten,
sei es durch Hirnläsionen oder dgl. erzeugte — hinzukommen
müssen, damit diese epileptische Reaktionsfähigkeit dauernd erhöht
bleibe, damit es also zur Entwicklung einer chronischen Epilepsie
komme. Ziemlich verbreitet ist die Anschauung, daß abnorme
Stoffwechselprodukte anatomische Veränderungen im Gehirn und
das epileptische Leiden erzeugen. Es gibt eine Reihe von Beob-

achtungen, die für einzelne Fälle von Epilepsie die Annahme von Beziehungen zu verschiedenen Drüsen mit innerer Sekretion nahelegen (zur Schilddrüse, zu den sogenannten Epithelkörperchen — Verbindung von Epilepsie mit Tetanie —, zum Genitalapparat — Verbindung mit Dystrophia adiposogenitalis — usw.). Es ist gewiß nicht von der Hand zu weisen, daß die chronische Epilepsie, abgesehen von der symptomatischen Epilepsie und anderen von ihr abgegrenzten Gruppen, noch immer recht verschiedene Prozesse in sich vereinigt.

Für die Entstehung des einzelnen epileptischen Anfalls wurden auch sehr verschiedenartige theoretische Erklärungen herangezogen; eine in letzter Zeit geäußerte Ansicht, daß der Anfall auf eine pathologische **Drucksteigerung** im Gehirn zurückzuführen sei (**Kocher, Spitzer**), gewann auch praktische Bedeutung (s. Behandlung). Erwähnt mag schließlich noch werden, daß im Gehirn chronischer Epileptiker — man kann wohl sagen durchwegs — anatomische Veränderungen sich nachweisen lassen, die allerdings nicht einheitlich genug sind, um nach ihnen eine Krankheit abzugrenzen. Auf eine Beschreibung der Veränderungen kann hier nicht eingegangen werden.

Die Epilepsie **beginnt** mit Vorliebe im Kindesalter und in der Pubertät. (Auf die Frage der Spätepilepsie, die ja vom Thema der Abhandlung abliegt, wird nicht eingegangen.) Die Zahlenangaben über den Beginn der Krankheit in der Pubertät schwanken zwischen 25 und 50%. Interessant sind Beobachtungen, in denen der erste Anfall mit den ersten Menses auftrat und die Epilepsie auch weiterhin einen menstruellen Typus beibehielt. Die Pubertät wirkt aber auch auf eine schon seit der Kindheit bestehende Epilepsie nicht selten auf verschiedene Weise verschlechternd ein: Es können epileptische Anfälle, die in früher Kindheit bestanden, im Entwicklungsalter nach jahrelanger Pause wieder zum Ausbruch kommen; es können sich im Pubertätsalter zuerst große Anfälle einstellen, während in der Kindheit nur kleine Anfälle aufgetreten waren; es können seit der Kindheit vorhandene große Anfälle in der Entwicklungszeit an Häufigkeit wesentlich zunehmen; es treten in diesem Alter häufig zum ersten Male epileptische Psychosen auf; schließlich kann die Verblödung gerade in der Pubertät rasche Fortschritte machen. Der folgende Fall illustriert diese Einflüsse der Pubertät und die Bedeutung anderer ätiologischer Faktoren in guter Weise: 18jähriger Mann, dessen Vater getrunken hatte und mit 29 Jahren an Lungentuberkulose gestorben war. Mit 1 Jahre heftige Fraisen. Mit 10 Jahren Sturz von einem Wagen, danach längere Zeit benommen. $\frac{1}{2}$ Jahr später traten leichte Krampfanfälle auf, die in den folgenden Jahren an Häufigkeit und Stärke zunahmen. In den letzten Jahren fortschreitende Verblödung und Auftreten verschiedenartiger epileptischer Ausnahmezustände deliranter und stuporöser Natur, ferner von Erregungszuständen mit Neigung zu Gewalttätigkeit.

Der Verlauf der Epilepsie kann ein außerordentlich verschieden artiger sein, je nach der Kombination der mannigfaltigen epileptischen Symptome, nach der Häufigkeit der einzelnen Anfälle, nach dem Grade der Dauerveränderung. In manchen Fällen, die sich — wenigstens vorläufig — von verblödenden sonst nicht unterscheiden lassen, kann eine psychische Veränderung überhaupt ausbleiben. Manchmal kommt es sehr schnell, in den meisten Fällen mit häufigeren großen oder kleinen Anfällen mindestens nach mehrjährigem Bestehen des Leidens, zur Verblödung; doch geht diese mit der Zahl und Schwere der Anfälle keineswegs parallel. In manchen Fällen kommt es zu einem jahrelangen Stillstand und späterem Wiedereinsetzen der Anfälle, in einzelnen Fällen verschwinden Anfälle, die längere Zeit bestanden haben, ganz.

Die Differentialdiagnose der epileptischen Anfälle gegenüber hysterischen und ebenso gegenüber den früher erwähnten reaktiven epileptischen Anfällen oder den nicht epileptischen Absenzen kann, namentlich im jugendlichen Alter, mitunter sehr schwierig sein. Oft wird die Beeinflußbarkeit der Anfälle, sei es im Sinne der Auslösung, sei es der Unterbrechung, ihre hysterische Natur sichern; in manchen Fällen wird der Gesamtzustand die Diagnose ermöglichen. Besonders schwer kann die Diagnose werden, wenn, wie das nicht allzu selten ist, sich epileptische und hysterische Erscheinungen kombinieren.

Die Behandlung der Epilepsie ist teilweise eine rein ärztliche Aufgabe. Darüber nur wenige Worte. Unter den Medikamenten nimmt nach wie vor das Brom die erste Stelle ein. In den letzten Jahren wurden verschiedene operative Eingriffe zur Heilung der Epilepsie vorgenommen, die zum Teil den Zweck haben, durch Herabsetzung des Hirndrucks das Auftreten der Anfälle zu verhindern (Ventilbildung nach Kocher und anderes). Über

diese Behandlungsmethoden ist derzeit ein endgültiges Urteil noch
nicht möglich.

Wichtig ist für die meisten Epileptiker eine völlige Abstinenz
vom Alkohol. (Daß das Kind und der Jugendliche bis zu einer
möglichst hohen Altersstufe, insbesondere aber der nervöse Jugendliche keinen Alkohol genießen sollen, ist ja heute eine in den gebil-
deten Kreisen allbekannte Forderung.) Abgesehen davon, daß
der Alkoholmißbrauch bei der Entstehung der Epilepsie eine Rolle
spielen dürfte, ist es erwiesen, daß der Alkoholgenuß bei schon
bestehender Epilepsie ungünstig einwirkt, indem einerseits bisweilen eine einmalige Alkoholgabe einen Anfall auszulösen, andererseits gewohnheitsmäßiges Trinken auch geringer Mengen die Häufigkeit der Anfälle zu steigern vermag. Außerdem aber besitzen
gerade Epileptiker sehr häufig eine ausgesprochene Alkoholintoleranz
und eine starke Neigung zu pathologischen Räuschen.

Von großer Wichtigkeit ist ein zweckmäßiges Verhalten der
Umgebung gegenüber jungen Epileptikern. Begreiflicherweise
wird, namentlich in der gefährdeten Zeit der Entwicklung, eine
vernünftige Schonung des Kranken notwendig sein. Doch darf
gerade hier das richtige Maß nicht überschritten werden, um nicht
durch allzugroße Besorgnis die ohnehin oft vorhandene Neigung
der Kranken, sich selbst zu beobachten, zu steigern, durch allzugroße
Nachgiebigkeit ihre egoistischen Tendenzen, ihre Reizbarkeit,
ihre Neigung, die Umgebung zu tyrannisieren, zu verstärken.
Wenn auch in schwereren Fällen die Verblödung gewiß nicht auf-
zuhalten ist, so dürfte doch wahrscheinlich in leichteren Fällen
eine günstige Charakterbeeinflussung zu erzielen sein. Für schwere
Fälle, namentlich mit häufigeren psychischen Störungen, ist die
Unterbringung in einer entsprechenden Anstalt notwendig (allerdings gibt es noch verhältnismäßig wenige wirklich entsprechende
Anstalten); aber auch in leichteren Fällen wird man aus den angeführten Gründen die Versetzung aus einem ungünstigen Milieu
unter die vernünftige Leitung eines Pädagogen für wünschens-
wert halten müssen, abgesehen davon, daß in der Regel die Rücksicht auf die anderen Kinder die Ausschulung epileptischer Schulkinder notwendig macht.

Die Dementia praecox.

Die Dementia praecox oder die Schizophrenie, wie sie erst kürzlich von Bleuler getauft wurde, ist eine der häufigsten Formen des Irreseins überhaupt. Sie stellt einen psychischen Krankheitsprozeß dar, dessen Kennzeichen nach der jetzt von der überwiegenden Zahl der Psychiater geteilten Ansicht eine eigenartige Zerstörung des inneren Zusammenhanges der psychischen Persönlichkeit ist. Nicht immer ist diese Zerstörung eine völlige, weshalb der Ausdruck Dementia (= Verblödung) einer sich aus dem Zusammenhange dieser Darstellung ergebenden Einschränkung bedarf; nicht immer, wiewohl in der überwiegenden Mehrzahl der Fälle, betreffen ferner die ersten Krankheitserscheinungen jugendliche Individuen (praecox = vorzeitig). Da diese an und für sich wichtige und noch heute aller Rätsel volle Psychose aber in ihren hauptsächlichen Erscheinungsformen zirka vom fünfzehnten Lebensjahre angefangen bis zum Ende der Zwanzigerjahre am häufigsten zum Ausbruch kommt [1]), gewinnt sie für den Pädagogen ein besonderes Interesse.

Die Diagnose der in ihrem bald schleichenden, bald akuten Beginne, in ihrem bald raschen, bald durch Remissionen unterbrochenen Verläufe vielgestaltigen Krankheit erfordert in jedem Fall ein gereiftes psychiatrisches Urteil. Doch wird die Bekanntschaft pädagogischer Kreise mit ihrer Symptomatologie den Blick für die ersten Krankheitserscheinungen, die früher häufig übersehen, resp. mißdeutet wurden, schärfen und so die Möglichkeit geben, mit Hilfe des Arztes und, soweit foudroyante Krankheitserscheinungen nicht eine Anstaltsbehandlung notwendig machen, durch Rücksichtnahme auf den Zustand und eventuelle heilpädagogische Maßnahmen das dem einzelnen Falle beschiedene Optimum zu erreichen.

Die Geschichte der Entwicklung des Krankheitsbegriffes „Dementia praecox" in seiner jetzigen Ausdehnung, die gleichzeitig eine Geschichte der modernen Psychiatrie wäre, zu geben, ist

---

[1]) Von einigen Autoren wurden im zartesten Kindesalter auftretende Demenzzustände beschrieben, Hellers „Dementia infantilis" und Sante de Sanctis „Dementia praecocissima catatonica", deren Zugehörigkeit zur Dementia-praecox-Gruppe strittig ist.

in diesem schmalen Rahmen nicht möglich. Es genüge hier, daß an ihrer Wiege Kahlbaum und Hecker standen, welche die zwei wichtigsten (jener die Katatonie, dieser die Hebephrenie) im Krankheitsbilde erscheinenden Symptomenbilder zuerst beschrieben haben, und daß Kraepelin diese und andere, vor ihm den verschiedensten psychischen Krankheitsbildern zugerechneten Symptomenbilder sub specie des gleichartigen oder ähnlichen Endzustandes — einer charakteristischen Form der Verblödung — zur großen Krankheitseinheit „Dementia praecox" zusammengefaßt hat. Dieser Vereinheitlichung lag der sicher richtige Gedanke zugrunde, daß mangels einer pathognomonischen Symptomatologie — bekanntlich zeigen die verschiedensten Psychosen oft gleiche oder ähnliche Symptomenbilder — und mangels der Möglichkeit einer anatomischen Abgrenzung der gleiche oder zumindest ähnliche Endzustand vorläufig die sicherste Basis für die Schaffung eines einheitlichen Krankheitsbegriffes abgeben könne. Damit ist natürlich nicht gesagt, daß die Kraepelinsche Einteilung eine endgültige ist, daß es nicht Fälle gibt, deren Einordnung Schwierigkeiten macht oder unmöglich ist, aber ihr Wert für die Systematik aller Psychosen ist unbestreitbar.

Wir fassen also unter dem Namen „Dementia praecox" oder „Schizophrenie" eine ganze Gruppe von Krankheiten zusammen, deren einzelne Zustandsbilder sehr verschieden sein können, die aber auch viele gemeinsame Symptome und eine gemeinsame Richtungsprognose haben, die ferner bald chronisch, bald in Schüben verläuft, in jedem Stadium Halt machen oder sich bessern kann. Der Beginn kann langsam und schleichend sein, andererseits kann das Leiden fast ohne Vorboten unter stürmischen Symptomen hereinbrechen und in kürzester Zeit zu einem ausgeprägten psychischen Schwächezustand führen; es können sich aber auch Besserungen von mehr oder minder langer Dauer einstellen. Die Wiedererkrankung erfolgt entweder unter demselben Bilde wie die erste Erkrankung oder kann sich in anderen Zustandsbildern äußern. Die Prognose ist — wie schon ex definitione ersichtlich — trübe. Wenn sich trotzdem in der Literatur häufige, allerdings divergente Angaben über Heilungen finden (Kraepelin beziffert in der letzten Auflage seines Lehrbuches die Zahl der Heilungen mit 8% der hebephrenen, 13% der katatonen Form), so hängt dies mit der Schwierigkeit in der Umgrenzung der einzelnen Formen, weiters

mit der verschiedenen Auffassung dessen, was als Heilung zu betrachten ist, zusammen; denn da bei der Dementia praecox alle
Krankheitserscheinungen bis auf kleine, dem Laien nicht erkenn-
bare und den Kranken im Beruf nicht hindernde Reste zurückgehen können, wird es oft Sache der Auffassung von Gesundheit
und Krankheit sein, ob man solche Fälle als „geheilt“, als „geheilt
mit Defekt“ oder als „praktisch geheilt“ auffassen will. (Abgesehen davon, daß manche Forscher solche Fälle als gar nicht
der Dementia praecox zugehörig betrachten, sie vielmehr anderen
— heilbaren — Psychosen zurechnen werden.)

Der Grundzug des Leidens (mit dem Worte „Grundzug“
meinen wir hier eine Eigentümlichkeit des äußeren Eindrucks
der Kranken, der sich in der Vielfältigkeit der krankhaften Erscheinungen als persistent erweist, nicht etwa eine Grundstörung
im psychologischen Sinne) ist eine gewisse Unnatürlichkeit in
dem Gebahren der Patienten. Ihre Handlungen tragen den Charakter des Fremdartigen, Manierierten und Schrullenhaften, ihre
Willensregungen den des Unberechenbaren. Dadurch unterscheiden
sie sich frappant von anderen Psychotikern, deren Handlungen
von der Norm nur quantitativ abweichen, demnach für den
Normalen leichter einfühlbar sind. Um es deutlicher zu sagen:
wir „verstehen“ z. B. das Verhalten eines Paranoikers aus unserer
eigenen Affektivität heraus, würden etwa im Falle einer Beleidigung,
wie sie ihm sein Wahn vorspiegelt, ähnlich reagieren, ähnliche
Abwehrvorkehrungen treffen, während wir für die affektiven
Äußerungen des Dementia praecox-Kranken weder in den äußeren
Bedingungen, noch in seinen inneren Gedankenvorgängen einen
adäquaten Anlaß finden können. Dieser noch näher zu charak-
terisierende, hervorstechende und bei allen Dementia praecox-
Kranken mehr oder minder hervortretende Zug ins Unnatürliche,
Verschrobene bewog manche Autoren, die Grundstörung der Krankheit in eine das Affektleben der Kranken betreffende Schädigung
zu verlegen, umsomehr, als die intellektuellen Fähigkeiten der
Kranken (Auffassung, Gedächtnis) wenigstens anfangs eine größere
Einbuße nicht zu erfahren brauchen. Manche Autoren sehen allerdings bei der Dementia praecox das Wesentliche in einer intellek-
tuell-assoziativen Störung. (Die Differenz wird verständlich,
wenn man erwägt, daß beispielsweise die bei der Dementia praecox
u. a. sehr stark geschädigte Aufmerksamkeit von den einen Autoren

als etwas Affektives, von den anderen als etwas der Verstandes-
sphäre Zugehöriges betrachtet wird.) Stransky sieht in einer
Störung des physiologischen koordinierten Zusammenspieles der
Verstandes- mit der Gefühlstätigkeit das Wesentliche der Krankheit. Doch soll auf diese und andere theoretische Auffassungen,
die dem Wunsche entsprangen, die der Vielheit der hiehergehörigen
Krankheitsbilder zugrundeliegende psychische Störung zu finden,
weiter unten im Zusammenhange berichtet und hier gleich der
Versuch unternommen werden, auf die häufigsten Verlaufsarten
dieser vielgestaltigen Krankheit einzugehen, wobei vorauszuschicken
ist, daß eine Abgrenzung der verschiedenen, der Dementia praecox
zugehörigen Krankheitstypen nur künstlich durchgeführt werden
kann, weil zwischen ihnen zahlreiche Übergänge vorkommen,
die es manchmal unmöglich machen, ein Krankheitsbild einer
bestimmten Form zuzurechnen.

Der einfachste Verlaufstypus ist die sogenannte „Hebephrenie", deren jetziger Fassung, wie schon erwähnt, die ursprüngliche
Heckersche Darstellung in modifizierter Form zugrunde liegt
und deren Wesentliches ein um die Pubertät herum einsetzender
psychischer Abschwächungsprozeß ist. (Soweit manche hieher
gehörige Fälle während ihres ganzen Verlaufes irgendwelche turbu-
lenteren Symptome vermissen lassen, werden sie gegenwärtig
von einigen Autoren als „Dementia simplex" zusammengefaßt.)
Häufig leiten neurasthenische Symptome die Krankheit ein. Oft
bildet eine gewisse Apathie bei einem sonst regsamen Knaben das
erste Zeichen, manchmal eine überspannte Betätigung, deren
Resultate freilich kläglich genug ausfallen. In den geistigen Leistungen macht sich ein auffallender Stillstand oder Rückschritt
bemerkbar, was Eltern und Lehrer in Unkenntnis der ernsten
Sachlage oft zu strengen, aber vergeblichen Maßnahmen veranlaßt.
Bisweilen vollzieht sich beim Kranken als Anfangssymptom eine
Umkehr seiner Gefühlsbeziehungen, die Neigungen verwandeln
sich in ihr Gegenteil, was besonders die Familie zu spüren bekommt.
Oder das Selbstgefühl des Kranken überwuchert, er fühlt sich von
seiner Umgebung distanziert, vereinsamt. Manche Kranke fallen
dadurch auf, daß sie sich ohne jede Befähigung oder Vorbildung
mit Dingen (Lektüre, Disziplinen) befassen, die ihrer Begabung
und gewohnten Beschäftigung gleich ferne liegen. Oft lenken
allerhand dumme Streiche eines bisher folgsamen, braven Knaben

oder Mädchen die Aufmerksamkeit auf sich. Selbstmordversuche
Jugendlicher werden oft auf dieser Basis verübt. Ein die für
solche Unarten reservierten Jahre überdauerndes „Flegeltum"
kann ebenso unter den Anfangs-Erscheinungen der Hebephrenie
vorkommen, wie allerhand Zierereien und ein stereotypes, von
allen Anlässen unabhängiges Lächeln. Zu ausgesprocheneren
Krankheitserscheinungen braucht es bei manchen Kranken überhaupt nicht zu kommen. Sie verraten ihr Befallensein von der
Krankheit durch eine mehr oder minder deutliche, mehr oder
minder progrediente intellektuelle Abnahme und höchstens noch
durch einige Absonderlichkeiten und Schrullen.

In anderen Fällen treten Charakterzüge auf, die den Stempel
des Geschraubten, Manierierten tragen. Der Kranke bedient sich
mit Vorliebe hochtrabender Phrasen und Superlative. Es werden
hochfliegende Pläne gefaßt, deren Unausführbarkeit für jeden,
außer dem Kranken, evident ist. Manche werfen sich auf eine
Kunst, produzieren z. B. Zeichnungen und Malereien, die in vielen
Fällen direkt pathognomonisch sind, in anderen Fällen nicht so
deutlich auf ihren Ursprung hinweisen, was vielleicht manch einem
Futuristen, Kubisten oder dgl. zum Heile gereicht[1]).

Interesse und Aufmerksamkeit sind entweder a priori deutlich
geschädigt, oder es fehlt bei anfänglich erhaltenem Interesse die
Möglichkeit der Konzentration. Dabei erweisen sich Gedächtnis
und Auffassungsvermögen, wie die darauf gerichtete grobe Prüfung
dieser Funktionen bei zugänglichen Kranken erkennen läßt, im
Anfangsstadium — oft auch nach jahrelangem Verlauf der Krankheit — als ungestört. Selbst Kranke, die jahrelang das Bild des
„Blödsinnes" zeigen, offenbaren oft bei irgendeiner Gelegenheit
guterhaltene Reste früherer Kenntnisse und Fähigkeiten[2]).

Von den leichtesten Fällen, in denen es zu alarmierenden
Krankheitssymptomen überhaupt nicht zu kommen braucht (hier

---

[1]) In diesem Zusammenhange ist es vielleicht interessant, auf eine
Bemerkung Bleulers hinzuweisen, der es für möglich hält, daß ganz
leichte Fälle von Schizophrenie der künstlerischen Produktion „geradezu
günstig" sind. „Die Neigung zu neuen ungewohnten Gedankengängen,
die Unbekümmertheit um die Tradition, der Mangel an Gêne, müssen günstig
wirken . . . .").

[2]) Wir kannten einen solchen Kranken (gewesener Musiker), der,
obzwar völlig apathisch und äußerlich den Eindruck eines Blödsinnigen
machend, über Verlangen die Meistersinger-Ouvertüre tadellos vorspielte.

wären Manche, die als „Sonderlinge", „verkrachte Genies", „sonder-
bare Träumer", „unverbesserliche Bohemiens" etc. durchs Leben
wandeln, unterzubringen), in denen eine mehr oder minder deutliche geistige Verödung „ohne Sang und Klang" den Krankheitsprozeß markiert und beendet (Kahlbaum hat für solche Fälle
— allerdings mit Betonung einer vorwiegenden ethischen Defektuosität — die Bezeichnung „Heboid" gebraucht), führen fließende
Übergänge zu den mit Wahnideen und Sinnestäuschungen einhergehenden Formen. Nicht selten beginnt die Krankheit mit hypochondrischen Klagen und Depressions-Zuständen. Die Kranken
glauben syphilitisch, herzleidend, durch Onanie ruiniert etc. zu sein.
Man begegnet auch den absonderlichsten hypochondrischen Äußerungen, wie z. B. das Hirn sei „ausgeronnen", der Magen „zuge-
wachsen", ohne daß aber die Kranken an diesen Einfällen lange
festhalten oder sich gemütlich mit ihnen identifizieren. Auch
Versündigungs-, Verfolgungs- und Größen-Wahnideen werden geäußert. Die Kranken wähnen sich, je nach der politischen Schat-
tierung, als Opfer von Jesuiten, Juden oder Freimaurern, von denen
sie durch die Mauer, in Nebenräumen, mit Spiegeln usw. beobachtet
werden, ohne daß sie sich eine klare Vorstellung darüber machen,
wie es die Feinde bewerkstelligen. „Es ist eben so".
Man bringt ihnen durch Speisen, durch die Kleider u. s. f.,
Gift bei. Bei den Wahnideen der Frauen stehen häufig sexuelle
Vorstellungen im Vordergrund. Die Dienstmagd glaubt, der Herr
werde sie heiraten und sich von seiner Frau scheiden lassen, irgend
ein alterndes Mädchen hat von einem Offizier deutliche Zeichen
seiner Gunst erhalten und belästigt ihn nun mit unzähligen Briefen,
in denen sie ihn an seine Pflicht ihr gegenüber erinnert. Dabei
stellt es sich heraus, daß sie den Offizier nur einmal von weitem
gesehen hat. Der junge Kommis glaubt von einer Prinzessin
einen Heiratsantrag erhalten zu haben, etc. In manchen Wahnbildungen (auch Halluzinationen) der Kranken sind sexuelle Vorstellungen in symbolischer Verhüllung deutlich zu erkennen. Von
den Formen des Kleinheitswahnes findet sich häufig der Ver-
armungs- und Versündigungswahn, der von ähnlichen Wahnbildungen der Melancholiker durch die ihm eigene Färbung des
Widerspruchsvollen und Unsinnigen zu unterscheiden ist.
Von den Wahnbildungen der Paranoiker unterscheiden sich
die Wahnideen dieser Kranken durch die mangelnde innere Folge-

richtigkeit, durch das Fehlen des logischen Aufbaues und der Systemisierung und durch ihren oft absurden, in keiner Weise mit der Persönlichkeit des Kranken zu vereinbarenden Inhalt. Wichtig ist, daß der Inhalt der Wahnideen mit der Stimmung des Kranken im Widerspruch stehen kann [1]). Sie wechseln auch sehr häufig in ihrem Inhalt und verschwinden mitunter, ohne weiter verarbeitet zu werden.

Sehr häufig, besonders bei den akuten und subakuten Fällen, treten Sinnestäuschungen auf. Am häufigsten sind die Gehörstäuschungen. Der Kranke hört Summen, Peitschenknallen etc.; zumeist entwickelt sich das für die Dementia praecox besonders charakteristische „Stimmenhören". Der Sitz dieser „Stimmen" wird häufig in das Ohr, in den Kopf, in den Leib, in die Kleider verlegt, zumeist aber wird ihr Ursprung in der Außenwelt gesucht, werden sie als „Geisterstimmen" etc. gedeutet. Der Inhalt der Stimmen ist verschieden, manchmal konstatieren die Stimmen einfach, was die Kranken tun oder denken, in der Regel sind sie unangenehm und aufreizend.

Der Kranke wird bald kritisiert, bald werden ihm Befehle erteilt, oft haben die Kranken gar das Gefühl des „Lautwerdens ihrer eigenen Gedanken". In Flüsterton oder unerträglich laut hören sie ihre Gedanken: „Das Telephonnetz nimmt alles ab, was ich denke". Auch wenn die Kranken reden, kann der Gedanke noch einmal halluzinatorisch laut werden.

Die Gesichtstäuschungen spielen eine geringere Rolle. (Interessant sind die nach Bleuler „extrakampine" Halluzinationen genannten Trugbilder: der Kranke sieht z. B. einen hinter seinem Rücken befindlichen Gegenstand.) In seltenen Fällen sehen sie ihre Gedanken sogar schriftlich oder bildlich dargestellt. So halluzinierte eine unserer Patientinnen teils Bilder, teils Schriftzeichen, die gewissermaßen die Folge ihrer Gedanken illustrierten oder assoziativ mit ihnen verknüpft waren. Wenig bedeutsam sind auch die Halluzinationen des Geruches und Geschmackes. Die Kranken riechen Schwefel, Blut, Leichen, die Suppe schmeckt ihnen nach Arsenik, Kreosot etc. Eine größere Bedeutung haben die Berührungsempfindungen. Oft ist die Vorstellung der aus den

---

[1]) Der Kranke verhält sich seinen Wahnideen gegenüber oft ganz apathisch, oft verbindet er ganz inadäquate Stimmungen mit ihnen.

Äußerungen der Kranken zu erschließenden körperlichen Sensationen schwierig. Die Kranken behaupten z. B., es werde ihnen „die Natur abgezogen", das Glied „elektrisch steif gemacht", Frauen fühlen sich geschändet, zum Koitus mit Tieren gezwungen.

Auch Täuschungen der kinästhetischen Sinne kommen vor. Die Kranken glauben, bestimmte Handlungen und Bewegungen vorzunehmen, während sie in Wirklichkeit im Bette liegen, sie glauben, mit dem Bette in die Tiefe zu sinken etc.

Das Bewußtsein der Kranken ist, abgesehen von zeitweiligen Erregungs-, Stupor- und Dämmerzuständen, in denen jeder Versuch, mit ihnen in Kontakt zu treten, scheitert, klar, die Orientierung ungestört, aber sie machen oft durch ein eintöniges Haften an gewissen Vorstellungen, das sie durch das monotone Wiederholen der gleichen Worte („Perseverieren") bekunden, oder durch schreiend unsinnige Antworten („Paralogieren") den Eindruck völliger Zerfahrenheit. Das Paralogieren, Perseverieren und andere Symptome, die dem sog. katatonen Symptomenkomplex zugehören und bei der Schilderung der Katatonie ausführlicher abgehandelt werden sollen, bilden hier nur vorübergehende, das Krankheitsbild nicht dominierende Erscheinungen.

Bei längerer Dauer des Leidens tritt die psychische Schwäche immer mehr zutage, etwa früher geäußerte Wahnideen treten nach und nach in den Hintergrund, verlieren nach und nach den Einfluß auf das Handeln des Patienten. Das Endresultat der hebephrenen Erkrankung in ausgesprochenen Fällen ist ein völliges Erlahmen des Interesses der Kranken für die Außenwelt, eine daraus resultierende Vernachlässigung ihrer Person, ihrer Beschäftigung, eine Art stumpfer Blödsinn. In anderen Fällen allerdings sind Stillstände zu konstatieren, die praktisch einer Heilung gleichkommen.

Auch Sprache und Schrift erweisen sich bei diesen Kranken als in charakteristischer Weise gestört, deutlicher ausgeprägt allerdings bei der Katatonie als bei der Hebephrenie. — Und zwar bezieht sich diese Störung nicht sowohl auf das Motorische der Sprache als auf die sprachlich-formale Ausdrucksweise, den Sprachtrieb und den Tonfall. Es wurde mit Recht darauf hingewiesen, daß die Wandlungen in Tonstärke, Tonhöhe, Schnelligkeit und Rhythmus bei den Hebephrenen jene enge Beziehung zu Vorstellungsinhalt und Stimmung vermissen lassen, die beim Gesunden die Stimme zu einem so signifikanten Ausdrucksmittel seines Inneren macht. Manche Kranke sprechen in einem fort, andere reden gar nichts und verharren allen Anlässen zum Sprechen zu Trotz in jahrelanger Stummheit (Mutismus).

Auch das Verhalten gegenüber den Halluzinationen zeigt die größten Verschiedenheiten. Manche Kranke reagieren auf sie, wie wenn sie Wirklichkeit wären, erfinden Schutzmaßregeln (Ohrenzuschließen), andere kümmern sich gar nicht um sie. Manche bereits ganz stumpfsinnige Kranke verfügen merkwürdigerweise noch über eine Menge geschliffener, eleganter Redewendungen. Als sprachliche Kuriosa sind die häufigen Wortneubildungen der Hebephrenen zu betrachten, die meist dem Bedürfnisse entstammen, für neue, wahnhaft und halluzinatorisch bedingte Begriffe neue Worte zu prägen. Anderseits entsteht eine Menge neuer Ausdrücke durch Zusammenwerfen verschiedener Worte, sei es, daß diese den gleichen Sinn haben, sei es, daß aus Worten von verschiedener Bedeutung ein anderer Ausdruck gebildet wird. Diese, aus sprachlicher Verschmelzung (Kontamination) entstandenen neuen Worte und Wortgruppen bilden, wie Meringer und Mayer gezeigt haben (zitiert nach Stransky), auch beim physiologischen Versprechen die meisten Fehler und kommen durch Verquickung irgendwie verwandter Assoziationen, bei ungefähr gleichzeitigem Anklingen derselben, zustande. Beispiel: „Ich kann nicht zwei Fliegen zugleich dienen." Stransky erhielt ähnliche Sprachproben von Gesunden, die er über eine bestimmte Zeit hin unter entspannter Aufmerksamkeit ins Blaue reden ließ, Kraepelin fand dieses Phänomen in der Traumsprache wieder. Diese Beziehungen lassen in den sprachlichen Emanationen der Dementia praecox-Kranken eine gewisse Gesetzmäßigkeit erkennen. Andere Störungen im sprachlichen Ausdruck der Kranken sind charakterisiert durch eine gewisse Tendenz zum Abgleiten in ein dem Thema verwandtes Gebiet („Vorbeireden"). Ein Kranker Stranskys antwortet z. B. auf die Frage, was er unter einem Säugetier verstehe: „Ist eine Kuh, z. B. ein Geburtshelfer". Aus dieser Antwort, die erkennen läßt, daß der Kranke die Frage aufgefaßt hat, ist das Abgleiten vom angeregten Thema auf ein anderes Gebiet ersichtlich. Die im Gegensatz zum unsinnigen Inhalt der Antwort korrekte grammatikalische Form derselben ist öfters ein charakteristisches Kennzeichen des Vorbeiredens. Die in ausgebildeten Fällen von den Kranken produzierten sprachlichen Ductus, die ebenfalls bei ganz unsinnigem Inhalt oft in syntaktisch relativ korrekter Form vorgebracht werden, bezeichnet man als „Wortsalat" [1]. Auch die schriftlichen Äußerungen der Kranken weisen in Stil (Neigung zu Phrase und Schwulst) und äußerer Form (Anbringung von Schnörkeln und „Verzierungen") allerhand Eigentümlichkeiten auf.

Eine weitere Verlaufsform der Dementia praecox wird unter dem Namen „Katatonie" zusammengefaßt. Praktisch läßt sie sich von der Hebephrenie durch das Vorwalten ausgebildeter Bewußtseins- und eigenartiger Motilitätsstörungen sondern. Die Störung der Motilität kann eine Steigerung oder eine Herabsetzung resp. Sperrung sein. Die Kranken nehmen oft monatelang eine bestimmte Haltung ein, werden steif wie Holz, so daß der Versuch passiver Bewegungen bei ihnen oft auf einen unüberwindlichen Widerstand stößt. Häufiger als die vollkommene Starre ist die sogenannte „wächserne Biegsamkeit" (Flexibilitas cerea). Man kann Armen und Beinen des Kranken wie einer Gliederpuppe jede beliebige Stellung erteilen, welche die Kranken — in ausgebildeten Fällen natürlich — oft lange beibehalten, ohne Ermüdungserscheinungen zu zeigen. In Fällen, in denen die Kranken ohne Zeichen seelischer Vorgänge zu geben, oft ohne ein Wort zu reden (Mutismus), auf Versuche hin, mit ihnen in Kontakt zu treten, reaktionslos bleiben, sprechen wir von Stupor. Treten solche Anfälle einer Unterbrechung der Fixierbarkeit des Kranken plötzlich und vorübergehend auf, so werden sie als „Sperrung" bezeichnet. Dann antworten die Kranken plötzlich nicht mehr, scheinen nichts zu verstehen, obwohl sie, wie sich oft nachträglich feststellen läßt, gut aufgepaßt haben. (Von Bleuler werden solche Zustände unterbrochener Fixierbarkeit auf affektbetonte Vorstellungskomplexe zurückgeführt, die durch Fragen des Untersuchers getroffen wurden.)

Den „akinetischen" Symptomen (Zuständen herabgesetzter Motilität) des Stupors und der Flexibilitas cerea stehen die kata-

---

[1] Folgende Probe wurde einem unserer Kranken nachstenographiert: „Das sind die Inwendigkeiten so in der Erde drinn und die Erde wird bearbeitet durch den Körper und der Gedanke wird auch umgearbeitet, was weiß Gott wohin in der Welt. So durch die Seelenworte rückwärts durch die Personen mit Worten, und Fremde hören die Worte".

tonen Hyperkinesen (Zustände gesteigerter Motilität) gegenüber. Die Kranken brüllen, raufen, wüten, schmieren, bieten überhaupt das Bild der ausgesprochensten tobsüchtigen Erregung. Häufig macht sich in ihren Bewegungen und Handlungen, im Schreiben, Sprechen und Denken ein Hang zum Stereotypieren, zur Wiederholung ein und derselben Bewegungskombination geltend. Sie nicken — oft monatelang — in derselben Weise mit dem Kopfe, wählen zu ihrem Aufenthaltsort immer die gleiche Ecke des Zimmers, umkreisen im Garten immer dasselbe Beet etc. Das gleiche Lied wird immer wieder gesungen, der gleiche Triller immer wieder gespielt. Manchmal werden ohne jeden Zusammenhang die gleichen Worte und Sätze in monotoner Weise unzählige Male ausgesprochen (Verbigeration), bei Zeichnungen dieselben Strichformen, derselbe Gegenstand wiederholt (zeichnerische Verbigeration). Viele Kranke nehmen bestimmte Posen an, halten gewisse Besonderheiten der Haltung, Kleidung, gewisse Mätzchen oft jahrelang fest. Einfache Bewegungen werden oft unnötiger Weise kompliziert. Ein Kranker z. B. streckte zum Gruße nie einfach die Hand hin, sondern drehte sie jedesmal erst dreimal hin und her. Manche wiederholen papageiartig jedes Wort, das sie hören (Echolalie), ahmen affenartig jede Bewegung nach, die sie sehen (Echopraxie), schneiden ohne Anlaß „die tollsten Grimassen".

Willensstörungen der Kranken kommen in mehrfacher Hinsicht zur Beobachtung. Bei manchen Kranken werden ebenso die eigenen Willensregungen durch Gegenantriebe unterdrückt, wie den Einflüssen Anderer ein mehr oder minder großer Widerstand entgegengesetzt wird. Die aus dieser Eigentümlichkeit resultierenden Symptome werden als Negativismus bezeichnet. In einzelnen Fällen wird konstant das Gegenteil von dem gemacht, was man vom Kranken wünscht, „Befehlsnegativismus". (Ein negativistischer Kranker Pilcz' und Stranskys wurde wiederholt erfolglos aufs Zimmerkloset gesetzt, defäzierte aber sofort, wenn er wieder ins Bett zurückgebracht wurde, und brachte dann das beschmutzte Bettzeug mühevoll in Ordnung.) In anderen Fällen tritt im Gegenteil eine starke Beeinflußbarkeit des Willens der Kranken in Erscheinung, derzufolge sie sich fremden Befehlen mit militärischer Promptheit fügen. Manchmal empfindet der Kranke eine von ihm begangene Handlung als etwas Fremdartiges, außer seinem Willen Stehendes, ja sie kann ihm sogar als etwas Aufgezwungenes erscheinen. So sagte ein Kranker Kraepelins: „Ich mußte etwas tun, ohne selbst zu wollen, manchmal rückwärts gehen" usw. Auch das Denken und Sprechen der Kranken kann ihnen als etwas Aufgezwungenes erscheinen, sie fühlen sich dann einer fremden Gewalt, einem fremden Willen unterworfen oder machen sich überhaupt keine Gedanken über dieses Phänomen. In Fällen, in denen diese Erscheinungen vom Kranken selbst als etwas Krankhaftes empfunden werden, kann die Differentialdiagnose gegenüber der sog. Zwangsneurose der Nervösen zunächst einige Schwierigkeiten bereiten. Doch werden die meistens doch durchleuchtende Apathie und etwaige abenteuerliche Erklärungsversuche auf den richtigen Weg weisen. Manche Handlungen der Katatoniker tragen den Stempel blinder Impulsivität, d. h. es werden von ihnen Handlungen verübt, für die sich weder in ihrem Affekt noch in ihrem Vorstellungsleben irgendwelche Motive vorfinden.

Wie bei der Hebephrenie werden auch bei der Katatonie Wahnideen geäußert. Versündigungsgedanken spielen eine große Rolle (der Kranke erscheint sich schlechter als Judas, habe den Heiland ans Kreuz geschlagen), ebenso hypochondrische Vorstellungen („der Samen ist nach innen getreten", „die Knochen wachsen zum Leibe heraus", „die Augen sind ausgeronnen", „die Hände verfault"). In Zuständen sogenannter Ratlosigkeit halten sie alles für „verzaubert, verwechselt, verhext". Fast regelmäßig sind auch Sinnestäuschungen vorhanden (die Kranken sehen Lichterscheinungen, hören Musik, manche fühlen sich „angeblasen", riechen Leichen etc.)

Was der Krankheit den charakteristischen Zug verleiht, ist das Pêle-mêle der Erscheinungen, der brüske Wechsel melancholischer und manischer Züge, versetzt mit katatonischen Einschlägen, das rasche Auftauchen und Verschwinden von Stupor, Benommenheits- und Dämmerzuständen. Eine kleine Gruppe hierhergehöriger Fälle zeigt einen ausgesprochen periodischen Verlauf. In kürzeren oder längeren Intervallen stellen sich rasch ablaufende, bei Frauen mitunter zeitlich an die Menstruation gebundene, verwirrte Erregungszustände ein.

In den Erregungszuständen der Katatoniker stößt begreiflicherweise ihre körperliche Pflege auf die größten Schwierigkeiten. Sie lassen Stuhl unter sich gehen, verzehren ihren Kot etc. Bald schlingen sie unglaubliche Mengen von Speisen auf einmal hinunter,

bald wieder verweigern sie die Nahrungsaufnahme. In den Stupor-
zuständen schließen sie sich gegen die Umgebung völlig ab, ziehen die
Decke über den Kopf, stehen oft stundenlang auf einem Fleck,
lassen die Suppe aus dem Munde herausfließen, behalten einen
Bissen stundenlang im Munde. Als eine Mischung von Stupor
und Erregung kann es aufgefaßt werden, wenn ein Kranker stumm
mit geschlossenen Augen herumtanzt oder regungslos daliegend,
einen Gassenhauer pfeift.

Der Verlauf der Katatonie ist der Hebephrenie gegenüber
etwas günstiger, in dem Sinne, als sich hier häufig länger dauernde
Remissionen finden, die einer Heilung völlig gleichen können.
Leider kommt es oft auch in den „geheilten Fällen" früher oder
später zu einer Wiedererkrankung, die dann, oft erst nach wiederholten Schüben, in den durch die charakteristischen Züge der
Manieriertheit, des Negativismus etc. gekennzeichneten Endzustand
ausläuft. In vereinzelten Fällen führt der Krankheitsvorgang
als solcher zum Tode, indem nämlich die Kranken nach lange
andauernden Erregungszuständen unter den Zeichen der Erschöpfung zugrunde gehen.

Als eine weitere wegen des meist reiferen Alters der Kranken
hier weniger in Betracht kommende Untergruppe der Dementia
praecox wurden schließlich (zuerst von Kraepelin) jene Fälle,
welche durch einen paranoiden Zug im Gesamtbild, durch das
Vorwalten von Beeinträchtigungsideen und Sinnestäuschungen an
die Paranoia erinnern, zusammengefaßt und mit dem Namen „Dementia paranoides" belegt. Die Notwendigkeit der Trennung
dieser Krankheitsform von der Paranoia und ihrer Angliederung
an die Dementia praecox ergab sich aus dem Mangel einer Systemisierung der Wahnideen und aus deren meist läppischem Charakter, schließlich aus dem Ausgang der Krankheit in eine typische
psychische Schwäche. Die einleitenden Störungen sind hier ähnlich
wie bei den übrigen Formen der Dementia praecox, die Entwicklung der Krankheit vollzieht sich meist schleichend. Der Kranke
merkt, daß man ihn schlecht macht, zu wenig beachtet, verspottet.
Von der Kanzel herab macht man Anspielungen auf ihn, die Zei-
tungen beschäftigen sich mit ihm — besonders im Annonzenteil —,
Gehörstäuschungen treten auf. Im weiteren Verlaufe werden die
Wahnvorstellungen immer abenteuerlicher, hypochondrische Ideen
abstrusester Art werden geäußert: das Gehirn „schrumpft", die

„Gedanken werden genommen", die Kranken werden durch Röntgenstrahlen, drahtlose Telegraphie, Hypnose vexiert.

Oft erschweren die bereits erwähnten Wortneubildungen den Einblick in die Vorstellungen der Kranken. Ein Kranker Kraepelins erzählte, man mache den „Hundsstich mit ihm", leite „den Zentralnerv auf den Ursprung ab". Neben Handlungen, die mit dem Inhalt ihrer Wahnideen einigermaßen in Einklang zu bringen sind, begehen manche dieser Kranken die ausgesprochensten Triebhandlungen. Sie schneiden Gesichter, speicheln, Frauen lösen sich die Haare auf. Katatone Symptome wie Stereotypieren und Verbigerieren sind häufig. Merkwürdig ist, daß, wie bereits erwähnt, hauptsächlich das mittlere und höhere Lebensalter von der paranoiden Krankheitsform befallen wird. Kraepelin hat in der letzten Auflage seines Buches von diesen Fällen übrigens unter dem Namen „Paraphrenie" eine Gruppe von Fällen abgetrennt, die, obzwar paranoid gefärbt und in Verblödung übergehend, doch die für die Dementia praecox charakteristischen Störungen der gemütlichen Regungen und des Willens vermissen lassen.

Im Vorstehenden wäre somit eine kurze Schilderung der hauptsächlichen Krankheitstypen gegeben, die nach dem gegenwärtigen Stande unseres Wissens unter den Begriff der Dementia praecox fallen, wobei nochmals darauf hingewiesen werden muß, daß, ebenso wie die Umgrenzung der einzelnen Typen, seine Fassung sicher keine endgültige ist und daß sich wohl nach einer Verfeinerung der diagnostischen Methoden und vielleicht auch durch den Fortschritt der ätiologischen Forschung noch vielfache Verschiebungen, vielleicht sogar Umgestaltungen als nötig erweisen werden.

Was die Prognose betrifft, so ist der Grad der psychischen Schwäche, den die Krankheit hervorruft, wie bereits erwähnt, im einzelnen Falle ganz verschieden. Leider sind bisher keine Kriterien gefunden worden, die den Verlauf, der sich auf so lange Zeit hin erstreckenden Krankheit prognostisch zu erkennen gestatten würden, insbesondere haben die Krankheitssymptome des Beginnes bis jetzt noch keine Korrelation mit der Schwere des Ausgangs erkennen lassen. Doch scheint die Prognose der akut beginnenden Fälle im allgemeinen günstiger zu sein. Was den Endeffekt betrifft, so ist, wie bereits erwähnt, der Grad der zurückbleibenden psychischen Beeinträchtigung verschieden. Wie bereits hervorgehoben,

sind manche der draußen im Leben als „Sonderlinge", „Faxen-
macher", „Verschrobene" geltenden und zeitlebens von der Psychiatrie unbehelligt bleibenden Individuen als leichte Schizophrene zu
betrachten. (Allerdings ist in solchen Fällen die Differentialdiagnose
gegenüber psychopathischen Persönlichkeiten oft unsicher.) Bei
manchen offenbart sich die Krankheit nur in einer Herabsetzung
ihrer psychischen Leistungsfähigkeit. „Der Oberlehrer repetiert in
einer Privatschule, der Jurist schreibt auf irgend einem Bureau, der
hoffnungsvolle Gymnasiast bringt sich als Gärtnergehilfe durch, der
Mechaniker hilft seiner Frau beim Nähen". Auch die schweren
Endzustände bieten die mannigfachsten Bilder. Kraepelin
unterscheidet verschiedene Typen derselben, so z. B. die faselige,
stumpfe, läppische Verblödung etc.

Obwohl differentialdiagnostische Erwägungen nicht in den
Rahmen dieses Aufsatzes fallen, muß am Schlusse der Krankheits-
schilderung doch darauf hingewiesen werden, daß es kaum eine
Gruppe geistiger Störungen gibt, welche mit der Dementia praecox
nicht gewisse Ähnlichkeiten aufwiese. Dies gilt u. a. für den einfachen Schwachsinn, von dem sich aber, auch wenn anamnestische
Daten fehlen, die bland verlaufenden Formen der Dementia praecox
in der Regel dadurch unterscheiden lassen, daß sich bei ihren Trägern
erheblichere Reste geistigen Besitztums werden nachweisen lassen.
Wenn sich, was nicht zu selten vorkommt, z. B. die Hebephrenie
auf eine originäre psychische Schwäche „aufpfropft" (Pfropf-
Hebephrenie), wird die Unterscheidung von einer einfachen
Hebephrenie durch das Fehlen der nach Ablauf der akuten Erscheinungen meist vorhandenen Bildungsfähigkeit und Erziehbar-
keit möglich sein. Abgesehen von der Paralyse (deren Abgrenzung
von der Dementia praecox durch das zytologische und serologische
Verfahren fast alle Schwierigkeiten verloren hat), von psychischen
Störungen bei Myxödem, von Schwächezuständen bei Herderkrankungen des Großhirns, hat auch der neurasthenische
Symptomenkomplex manchmal Ähnlichkeiten mit der beginnenden
Dementia praecox. Insbesondere werden, wie bereits erwähnt,
die körperlichen und geistigen Insuffizienzerscheinungen bei be-
ginnender Hebephrenie nicht so selten als „Neurasthenie" aufgefaßt. Zunehmende Intelligenz- und Affektschwäche, sowie ein
offenkundiger Mangel an Selbstkritik wird in solchen Fällen gegen
die Annahme einer Neurasthenie sprechen.

Die Abgrenzung gegenüber der Hysterie macht deswegen bisweilen große Schwierigkeiten, weil der Nachweis einzelner hysterischer Symptome, hinter denen sich eine beginnende Schizophrenie manchmal verstecken kann, die Schizophrenie nicht ausschließt. Die hysterische Unbeständigkeit und das hebephrenisch-katatone Durcheinander können einen ähnlichen äußeren Eindruck machen, auch wird der katatone Negativismus der hysterischen Renitenz bisweilen täuschend ähnlich sehen. Hier wird das meiste Gewicht auf das Verhalten der Affektivität zu legen sein. Der Indifferenz, Torpidität und der inadäquaten gemütlichen Reaktionsweise des Schizophrenen steht die Suggestibilität, affektive Erregbarkeit, die Sucht nach äußerer Wirkung des Nervösen gegenüber. Außerdem wird der mangelnde Gefühlsrapport, die Schwierigkeit der Einfühlung in das Seelenleben des Katatonikers, der uns nach dem Worte eines Autors „entfremdeter ist als ein fernstehender Naturmensch", dem erfahrenen Arzte einen wertvollen subjektiven Behelf bieten.

Die Paranoia[1]) ist von den paranoid gefärbten Fällen der Dementia praecox durch Systematisierung der Wahnbilder, durch Konsequenz und Natürlichkeit der Affekte, durch längeres Ausbleiben und weit geringere Gradentwicklung der intellektuellen Schwäche relativ leicht zu unterscheiden. Wichtig ist die Unterscheidung der Dementia praecox vom sog. manisch-depressiven Irresein. In Anbetracht des Umstandes, daß manische oder melancholische Zustände im Bilde der Katatonie nichts Seltenes sind, wird hier in vielen Fällen nur das klinische Gesamtbild, nämlich Entwicklung, Verlauf und Ausgang eine Entscheidung ermöglichen. Im Einzelfalle wird auf das Vorhandensein, resp. Fehlen schizophrener Symptome zu achten sein. Dabei wird sich die differentialdiagnostische Entscheidung manchmal als momentan unmöglich erweisen. So könnte bei der depressiven Form des manisch-depressiven Irreseins ein sich geltend machendes Insuffizienzgefühl zuweilen mit dem katatonischen Gefühl der inneren Unfreiheit und Gesperrtheit verwechselt werden. Allerdings dominiert beim Katatoniker in solchen Fällen das Gefühl der Beeinflussung. Wichtig ist die Unterscheidung des Negativismus von dem ängstlichen Widerstreben und

---

[1]) Von einer Schilderung der Paranoia (systemisierter Verfolgungswahn) wird im Rahmen dieser Abhandlung abgesehen, weil sie bei Jugendlichen fast nie zur Beobachtung gelangt.

der Willenshemmung beim manisch-depressiven Irresein. In der Regel wird man bei einiger Erfahrung in dem, wenn auch gehemmten, Wesen der Manisch-Depressiven Zeichen innerer Anteilnahme erkennen. Zu beachten ist auch die Zwecklosigkeit der katatonischen Bewegung gegenüber dem Beschäftigungsdrang des Manischen. Schwierigkeit macht die Einreihung gelegentlich vorkommender Fälle katatonischer Färbung mit überraschend günstigem Verlauf. Zu ihrer Erklärung wurde von manchen Autoren das Bestehen eines katatonischen Anlage- und Reaktionstypus angenommen, auch mit Bezug auf das häufige Vorkommen solcher Zustandsbilder bei Degenerierten auf ihre möglicherweise bestehende Verwandtschaft mit dem sog. „degenerativen Irresein" hingewiesen, oder bei periodischem Charakter der Krankheit ihre Zugehörigkeit zum manisch-depressiven Irresein ausgesprochen (Wilmanns). Auf andere Psychosen betreffende differentialdiagnostische Schwierigkeiten, z. B. gegenüber der sog. Amentia (akute Verwirrtheit), dem chronischen Alkoholismus, der Epilepsie, ja selbst gegenüber der Simulation von Geistesstörung, kann in diesem Zusammenhang nur kurz hingewiesen werden.

Was die Pathogenese der Dementia praecox anlangt, so muß bemerkt werden, daß es den zahlreichen und die verschiedensten Gebiete der allgemeinen Pathologie behandelnden Forschungen noch nicht gelungen ist, die ursächlichen Momente des Leidens aufzuklären. Die pathologisch-histologischen Untersuchungen Alzheimers und anderer Autoren ließen in der Hirnrinde von Dementia praecox-Kranken schwere, auf Erkrankung des Nervengewebes hindeutende Veränderungen erkennen, die sich jedoch nicht zu einem einheitlichen Bilde zusammenfassen lassen.

Die erbliche Anlage spielt, wie bei vielen anderen psychischen Erkrankungen auch hier eine gewisse Rolle; insbesondere wurde das Vorkommen von Lues und Paralyse in der Aszendenz der Schizophrenen bemerkt. Auch ist das nicht gar so seltene Vorkommen von geistiger Schwäche und sonstigen Anomalien bei solchen, die später an Dementia praecox erkranken, in dieser Hinsicht bedeutsam. Von jeher wurde auch die Onanie der Urheberschaft an der Dementia praecox beschuldigt. Sicher mit Unrecht. (Doch kommen onanistische Exzesse unter den ersten Krankheitserscheinungen der Dementia praecox oft zur Beobachtung.) Dagegen spielen Puerperium und Laktation und anscheinend auch Kopftraumen bei der Entstehung der Dementia praecox eine Rolle. Eine Reihe von Tatsachen machen bei der Dementia praecox das Bestehen einer Selbstvergiftung infolge Stoffwechselstörung bis zu einem gewissen Grade wahrscheinlich. (So z. B. Veränderungen im Blutbild.) Von Kraepelin wurde auf mögliche Störungen der Keimdrüsen hingewiesen, was wegen des häufigen Einsetzens der Krankheit im jugendlichen Alter plausibel erscheint. Interessant sind in dieser Hinsicht die Untersuchungen Fausers, der im Serum Dementia praecox-Kranker nach der Methode Abderhaldens Geschlechtsdrüsen abbauende Fermente gefunden hat, die auf eine abnorme Ausscheidung von Geschlechtsdrüsen-Produkten in das Blut hinweisen.

Somatische Zeichen, deren Vorhandensein auf die Natur des Leidens hindeuten könnten, gibt es nicht. In einigen Fällen wird die Krankheit durch epileptiforme Krämpfe eingeleitet, in anderen wurden vasomotorische Störungen[1]) (Ödembildung, Zyanose der Extremitätenenden), Steigerung der Sehnenreflexe, Störung der Menstruationsvorgänge bei Frauen, Stoffwechselstörungen und auch Pupillen-Innervationsstörungen beobachtet. Nach Bumkes Untersuchungen fehlt die Pupillenerweiterung auf Schmerz und psychische Reize, sowie die das seelische Geschehen des Normalen fortlaufend begleitende Pupillenunruhe in einer erheblichen Anzahl von Fällen.

Der Wunsch einer einheitlichen psychologischen Erklärung der Hauptsymptome dieser rätselvollen Erkrankung hatte die Aufstellung einer Reihe psycho-pathologischer Theorien zur Folge. So sah man die psychische Grundstörung der Krankheit bald in einer „Unfähigkeit zur Aufmerksamkeit", bald in einer „Abschwächung des Bewußtseins", bald in einer „Verlangsamung des Vorstellungs-Ablaufes" (Sommer), bald in einer „apper-

---

[1]) Da die vasomotorischen, aber auch sekretorische Störungen, die bei Dementia praecox-Kranken zur Beobachtung kommen, auf Anomalien jener Nervensysteme hinwiesen, die die vegetative Sphäre unabhängig vom Zentralnervensystem versorgen (Vagus- und Sympathicussystem), haben Pötzl, Eppinger und Hess den Tonus dieser Systeme pharmakodynamisch untersucht. Sie fanden hochgradige, abrupt wechselnde Tonusschwankungen im Bereiche dieser Systeme; besonders waren Zustände von Überempfindlichkeit gegen Pilokarpin ebenso wie gegen Adrenalinwirkun auffallend.

zeptiven [1]) Verblödung (Weygandt), oder in einer Herabsetzung der normalen Funktionsbereitschaft und Funktionsfähigkeit des Bewußtseins (Berze „Hypotonie des Bewußtseins"). Kraepelin hatte schon früh als Wesen der psychischen Grundstörung die Diskrepanz zwischen dem Grade und der Progression der affektiven Abschwächung gegenüber der ihr in der Regel nachhinkenden Abschwächung auf intellektuellem Gebiet betont. Damit war schon ein leiser Hinweis auf den dissoziativen Charakter der psychischen Grundstörung gegeben, der in dem von Stransky entwickelten Begriff der „intrapsychischen Ataxie" oder „intrapsychischen Inkoordination" eine geistvolle Formulierung fand. Seiner Aufstellung liegt die Beobachtung zugrunde, daß die Entäußerungen dieser Kranken die normale Wechselwirkung zwischen Verstandes- und Gefühlstätigkeit vermissen lassen. Sie lachen z. B. in traurigen, weinen in heiteren Situationen. Die Störung des gewohnten „koordinierten Zusammenspiels des Verstandes mit der Gefühlsphäre", der „Noopsyche" mit der „Thymopsyche", ferner des Zusammenspiels dieser Faktoren mit dem Psychomotorium sah Stransky auch in dem krausen Durcheinander und in dem jähen Wechsel von Stimmungen, Affekten und Affektäußerungen der Kranken, für die eine äußere oder innere Ursache nicht zu finden ist, und in dem unverständlichen Hintereinander der motorischen Impulse ausgeprägt, wie er denn überhaupt eine Reihe Hauptsymptome der Krankheit, wie z. B. das Entstehen fehlerhafter Vorstellungsverbindungen, die charakteristische zerfahrene Struktur der hebephrenen Wahnideen aus der psychoataktischen Störung verständlich zu machen versuchte. Mag man nun den Wert der von Stransky aus der Neurologie entlehnten und auf die komplizierten seelischen Vorgänge angewandten Begriffe „Ataxie" und „Inkoordination" lediglich in der faßlichen Darstellung einer psychischen Entäußerung sehen, mag man in der Annahme einer „intrapsychischen Ataxie" den ersten Schritt zu einer funktionsanatomischen Lokalisationslehre sehen wollen — die Betonung und Herausarbeitung des dissoziativen Elementes in der Psychologie der Dementia praecox bleibt ein Verdienst

---

[1]) Wundt bezeichnet den durch eigentümliche Gefühle charakterisierten Zustand, der die klare Auffassung eines psychischen Inhalts begleitet, als „Aufmerksamkeit", den einzelnen Vorgang, durch den irgend ein psychischer Inhalt zu klarer Auffassung gebracht wird, als „Apperzeption".

Stranskys, dessen von manchen Autoren (z. B. Urstein) gelegentlich mit allzu stillem Danke gedacht wird.

Die nunmehr zu erwähnenden Theoretiker der Dementia praecox stehen alle in näherer oder fernerer Verwandtschaft zu den Lehren Freuds, der schon 1896 den Versuch gemacht hatte, die von ihm für die Entstehung der hysterischen Symptome verantwortlich gemachten psychischen Mechanismen zur Erklärung chronischer Psychosen heranzuziehen. (Freud hatte damals — anläßlich der Analyse einer paranoiden Erkrankung — behauptet, daß auch die Paranoia oder Gruppen von Fällen, die zur Paranoia gehören, gleich der Hysterie aus der Verdrängung peinlicher Erinnerungen hervorgeht, und daß ihre Symptome durch den Inhalt des Verdrängten in ihrer Form determiniert erscheinen.) Unter den Schülern Freuds hat Otto Groß das Unbewußte zur Erklärung der psychischen Erscheinungen bei der Dementia praecox herangezogen, indem er, von der Auffassung ausgehend, daß die jeweilige Bewußtseinstätigkeit als die Resultante vieler synchron ablaufender, unterbewußter psychophysischer Vorgänge (Assoziationsreihen) zu betrachten ist, annimmt, daß vermöge eines Zerfallsprozesses, den er mit Benutzung eines Wernickeschen Terminus „Sejunktion" nennt, funktionell getrennte Assoziations-Reihen gleichzeitig zum Ablauf gelangen. Einige Jahre danach unternahm Jung den ersten Versuch einer psychogenetischen Erklärung des Wesens der Dementia praecox. Auf Freud fußend und unter Verwendung der Ergebnisse früherer Assoziationsversuche, die den Einfluß gefühlsbetonter „Komplexe" auf den Ablauf der Assoziationen der Versuchsperson dartun, sieht er das Wesentliche der Krankheit im Vorhandensein dauernd fixierter Komplexe, mit denen die Psyche des Kranken nicht fertig zu werden vermochte und die nun in hier nicht näher zu erläuternder Weise die Veränderung der psychischen Gesamtpersönlichkeit bewerkstelligen. Doch läßt er es im Unklaren, ob — eine gewisse Disposition zur Erkrankung vorausgesetzt — Komplex und Krankheit wie bei der Hysterie ursächlich zusammenhängen oder ob „bloß im Moment des Krankheitsausbruches ein bestimmter Komplex vorhanden war, welcher dann die Symptome determinierte", nimmt auch zur Erklärung des gegenüber der Hysterie spezifischen Verlaufes ein Toxin zuhilfe, welches vom Komplex erzeugt werden soll, aber auch „aus nicht psychologischen Ursachen entstehen kann" und

„mit am Zerstörungswerke hilft". Die Annahme eines ähnlichen psychischen Mechanismus bei Hysterie und Dementia praecox suchte er unter anderem auch durch das häufige Vorkommen hysteroider Symptome im Beginn der Dementia praecox und durch den Umstand zu stützen, daß bei beiden „am Eingang der Krankheit ein starker Affekt steht".

Bleulers in einer umfangreichen Monographie niedergelegte Anschauungen stellen eine durch ihre großzügige Anlage imponierende Anwendung der Lehren Freuds auf die Dementia praecox dar. Von ihm rührt, wie bereits erwähnt, der Name „Schizophrenie" (Spaltungs-Irresein) her, da er in einer Spaltung der verschiedensten psychischen Funktionen das Hauptmerkmal der Krankheit erblickt. Er unterscheidet Grundsymptome der Krankheit, die in einer spezifischen „schizophrenen" Störung der Assoziationen und der Affektivität und in einer Neigung bestehen, die eigene Phantasie über die Wirklichkeit zu stellen und sich von der letzteren abzuschließen (Autismus), und akzessorische Symptome (Halluzinationen, Wahnideen), die meist dem äußeren Krankheitsbilde den Stempel aufdrücken, aber nicht notwendig vorhanden sein müssen. Die für die Schizophrenie spezifische Störung ist nun eine Lockerung der Assoziationen, der zufolge sie leicht neuen, d. h. erfahrungsgemäß nicht gebahnten Wegen folgen, i. e. unrichtige Bahnen des Denkens einschlagen. Diese Lockerungen der Assoziationen bewirken, daß mit Bruchstücken von Ideen operiert werden muß, woraus sich Verschiebungen (Verschiebung nennt er es, wenn auf einmal in einem Gedanken ein Begriff für einen ganz anderen eingesetzt wird), Verdichtungen (Verschmelzung zweier Begriffe, so daß nur das Gemeinsame zur Geltung kommt), Zerfahrenheit und unlogische Verknüpfungen entwickeln. Die Auswahl der Assoziationen, die in concreto gestört werden, wird meist (sekundär) durch affektbetonte Komplexe bestimmt, d. h. unangenehm betonte Assoziationen werden unterdrückt, was dem Affekt widerspricht, wird abgespalten. Demzufolge beherrscht zuweilen ein gefühlsbetonter Komplex die Persönlichkeit, in der andere Vorstellungsgruppen unwirksam gemacht werden, was eine Veränderung der Persönlichkeit im Sinne des gerade wirkenden Komplexes zufolge hat.

Die Bleulersche Spaltungslehre enthält also zweierlei „Spaltungen": 1. eine Lockerung, resp. Spaltung des assoziativen Gefüges überhaupt, wahrscheinlich durch eine anatomische oder chemische Störung im Gehirn bedingt (vielfach verwandt der „intrapsychischen Ataxie" Stranskys), 2. eine, psychologischen Gesetzen (Freuds) folgende, durch Komplexwirkung determinierte Spaltung.

Insoferne sich Bleuler bei der überaus interessanten und insbesonders mit vortrefflichen Beispielen belegten Durcharbeitung der Krankheitssymptomatik der Lehren der Psychoanalyse bedient, fiele eine Kritik seiner Methodik teilweise mit einer solchen der Lehren Freuds zusammen. Sie würde den Rahmen dieses Aufsatzes überschreiten, der auch eine genauere Darstellung der Lehren Bleulers nicht zuläßt. Unter vielen von Bleuler im Bestreben der Vereinheitlichung der Symptome glücklich eingeführten Begriffen wären die des „Autismus" und der „Ambivalenz" als besonders prägnant zu erwähnen. Als Autismus bezeichnet Bleuler die Loslösung vieler Schizophrener von der Wirklichkeit, was das Überwiegen des Binnenlebens bei ihnen zur Folge hat [1], als Ambivalenz die Neigung der Schizophrenen, die verschiedenen Psychismen zugleich mit positivem und negativem Vorzeichen zu versehen. Z. B. der Gatte liebt und haßt seine Frau zugleich, der Patient will zugleich essen und nicht essen (Ambivalenz des Willens). Mit Benutzung dieser Grundanschauung erklärt Bleuler die negativistischen Phänomene bei der Dementia praecox, z. B. durch die auf dem Vorhandensein empfindlicher Lebenswunden basierende autistische Neigung, die bei vorhandener Ambivalenz ein Vorwalten der Gegenantriebe mit sich bringt.

Die Prophylaxe der Dementia praecox deckt sich mit der der übrigen Geisteskrankheiten. Bei hereditär belasteten Kindern empfiehlt es sich auf eine Erstarkung der körperlichen Konstitution hinzuarbeiten und geistige Überlastung zu meiden. Alle ehrgeizigen Pläne müssen — ist die Diagnose einmal gestellt — aufgegeben werden. Dagegen empfehlen sich: häufiger oder ständiger Landaufenthalt, einfache Ernährungsweise, Bevorzugung körperlicher Beschäftigung und Vermeidung geistiger Anstrengungen. Inwieweit dadurch der Ausbruch der Krankheit zu verhüten ist, läßt sich nicht sagen.

---

[1] Beispiel Bleulers: Eine Patientin singt in einem Konzert, kann aber nicht mehr aufhören. Das Publikum fängt an zu pfeifen, sie kümmert sich nicht darum .... singt weiter und fühlt sich, als sie fertig ist, sehr befriedigt.

8*

Von einer medikamentösen Therapie ist in Anbetracht des Umstandes, daß die Ursachen der Krankheit derzeit noch unbekannt sind, nicht viel zu erwarten. Vereinzelt vorgenommene serotherapeutische Versuche gestatten noch kein abschließendes Urteil. Das gleiche gilt von der Verabreichung von Organ-Präparaten (Schilddrüse, Hoden, Eierstock) und der Behandlung mit fiebererzeugenden Mitteln (nach v. Wagner-Jauregg). Bei den akuten und subakuten Fällen ist die Anstaltsbehandlung selten zu umgehen. Tobsüchtigen Erregungszuständen wird man hier mit der Verabreichung von Beruhigungsmitteln und Dauerbädern abzuhelfen trachten. Sobald die akuten Phasen abklingen, wird, wenn es die Verhältnisse einigermaßen gestatten, Rückkehr in die Familie förderlich sein.

Oft wirkt überhaupt die Versetzung in ein anderes Milieu überraschend günstig ein. Eine den Fähigkeiten, die die Krankheit noch übrig gelassen hat, entsprechende Beschäftigung (Feld- oder Werkstättenarbeit) wird die Kranken vor dem Versinken in völligen Stumpfsinn bewahren, während früher die schwersten Demenzzustände dadurch geschaffen wurden, daß man sich in den Anstalten um die Kranken nicht kümmerte und ihnen keine Gelegenheit gab, die Reste ihrer Fähigkeiten zu erhalten.

Die psychotherapeutische Behandlung der Kranken, für die große Menge der Psychopathen und leichteren Geisteskranken von großem Nutzen, wird bei der Dementia praecox an der Unzugänglichkeit der Kranken eine große Schwierigkeit finden. Alle hierhergehörigen Methoden (Suggestions-, Erziehungstherapie) haben ja eine gewisse Beeinflußbarkeit der Kranken zur Voraussetzung, beruhen auf einem gewissen seelischen Kontakt zwischen ihnen und dem Arzt, der gerade bei den Schizophrenen nicht herzustellen ist. Dies gilt natürlich auch für die psychoanalytische Behandlung Freuds, die bekanntermaßen darauf hinausgeht, psychische Krankheitssymptome dadurch zur Heilung zu bringen, daß man den ihnen angeblich zugrunde liegenden, ins Unterbewußtsein verdrängten Komplexen zur Abreaktion verhilft. Bleuler freilich, der von der theoretischen Auffassung ausgeht, daß die Symptome der Dementia praecox von Komplexen determiniert werden, sieht in der Beeinflussung der Komplexe ein Mittel, die Symptome zu beeinflussen. Seiner Meinung nach gelänge es zwar meistens nicht, den Krankheitsprozeß in seinem

Verlaufe zu hemmen, aber doch auf spezielle Symptome (wie: daß der Kranke schmiert, daß er Scheiben einschlägt usf.), die nicht direkt durch den Krankheitsprozeß bedingt, sondern nur eine Reaktion seiner Komplexe auf innere und äußere Erlebnisse sein sollen, günstig einzuwirken. Aber auch Bleuler kann nur von „gelegentlichen Besserungen durch psychische Einflüsse" berichten (die bei der Dementia praecox auch ohne Psychoanalyse vorkommen!), und gibt zu, man könne in einzelnen Fällen nicht sagen, was zu tun ist, um die Besserung herbeizuführen, und weiters, man könne „der Hauptaufgabe der psychischen Behandlung, nämlich der Erzielung und Herstellung des Kontaktes mit der Wirklichkeit (d. h. der Bekämpfung des Autismus) oft lange Zeit nicht gerecht werden, bis die Kranken ihr Widerstreben aufgegeben haben und sich überhaupt beeinflussen lassen". Im übrigen ist natürlich das Verhalten der Kranken gegenüber psychischen Einflüssen ganz von dem Grade der Krankheit und auch noch in der Krankheit von der Individualität abhängig.

Exogene Neurosen und Psychosen.

Ob die in den beiden letzten Kapiteln abgehandelten Krankheitsgruppen, die Epilepsie und die Dementia praecox, auf — noch unbekannte — Stoffwechselgifte zurückzuführen sind oder einer endogenen Störung ihre Entstehung verdanken, ist noch strittig. Die verschiedenartigen Krankheitsbilder, denen wir uns im folgenden zuwenden, sind dagegen dadurch ausgezeichnet, daß sie durch bekannte äußere Einwirkungen auf die Psyche hervorgerufen werden. Doch spielt auch bei ihnen die abnorme Anlage eine mehr oder weniger bedeutende Rolle.

Besonders groß ist diese bei jenen Störungen, die durch die Einwirkung von Traumen — soweit sie nicht schwere organische Veränderungen im Gehirn erzeugen, wodurch sie die gleiche Bedeutung erlangen wie die grob anatomischen Gehirnprozesse — und von Erschöpfung zustande kommen, indem diese in der Mehrzahl der Fälle nur bei von Haus aus abnormen Persönlichkeiten nervöse und psychische Störungen hervorrufen. Über die Bedeutung der Traumen im Pubertätsalter wurde bereits bei der Schilderung der psychopathischen Persönlichkeiten gesprochen. Die Erschöpfung kann gleichfalls alle Arten psychopathischer Zustände auslösen; daß sie disponierte Individuen gerade im Pubertätsalter besonders zu gefährden vermag, leuchtet ein. Da nur wenige exogene Störungen besondere Beziehungen zum Entwicklungsalter aufweisen, sollen sie hier zum großen Teile nur ganz flüchtig erörtert werden.

Körperliche Krankheiten können durch die Einwirkung von Toxinen (von Bakterien gebildete Giftstoffe), von Fieber, Erschöpfung usw. alle möglichen psychischen Störungen hervorrufen. Man kann diese schematisch in exogene und endogene Reaktionsformen (Bonhoeffer) einteilen. Bei den ersteren handelt es sich um einigermaßen spezifische Krankheitsbilder, die fast nur auf körperliche Ursachen hin eintreten, z. B. gewisse Delirien — Fieberdelirien, Delirien bei Infektionskrankheiten u. dgl. —, bei den letzteren um akute oder längerdauernde Krankheitsbilder, die auch ohne äußere Ursache auftreten können — hysterische Psychosen, neurasthenischer Symptomenkomplex u. dgl. Bei der Entstehung dieser Störungen spielen namentlich die akuten Infektionskrankheiten, ferner Typhus, Lungenentzündung, Tuberkulose u. dgl. eine Rolle.

Einen häufigen Typus von Psychosen bei körperlichen Krankheiten repräsentiert die Amentia, die durch die Zerfahrenheit der Kranken auf psychischem Gebiete charakterisiert ist. Die Kranken fassen schwer auf, wiederholen verständnislos an sie gerichtete Fragen, sind zu keinem Denken fähig, lassen sich durch zufällige Wahrnehmungen und Einfälle leiten, geben sinnlose Antworten, in denen nicht selten Gleichklänge und Reime vorkommen. Die Kranken sind verwirrt, wissen nicht, wo sie sind, verkennen ihre Umgebung, sind über die Zeit nicht orientiert. Oft besteht eine ausgesprochene Ratlosigkeit (bei der Depression geschildert). Die Stimmung kann sehr schnell in mannigfacher Weise wechseln. Häufig ist ein ängstlicher Affekt, der durch die meist vorhandenen massenhaften und vielfach wechselnden Sinnestäuschungen und Wahnvorstellungen gesteigert wird. Doch können diese Phänomene, die manchmal sehr phantastischen Charakter annehmen, vorübergehend auch erfreuenden oder beglückenden Inhalt haben. Die Differentialdiagnose der Amentia gegenüber Zustandsbildern der Dementia praecox oder des manisch-depressiven Irreseins ist oft sehr schwierig.

Eine besondere Erwähnung unter den Neurosen bei körperlichen Erkrankungen verdient der sogenannte Veitstanz (Chorea minor, Sydenhamsche Chorea, infektiöse Chorea), der wohl mit Sicherheit auf einer Infektion beruht und namentlich oft im Anschluß an den akuten Gelenksrheumatismus auftritt. Die Chorea ist zwar im Alter von 7—13 Jahren am häufigsten, doch nehmen die folgenden Jahre noch mit etwa 15—20% der Fälle am Ausbruch der Erkrankung teil. Das weibliche Geschlecht wird etwa 2—3mal so häufig befallen wie das männliche. Die Mehrzahl der Erkrankungen entsteht in der nassen und kalten Jahreszeit. Eine praktische Bedeutung gewinnt die Chorea namentlich dadurch, daß in leichten Fällen oder im Beginne der Krankheit ihre Erscheinungen nicht selten für Unarten und schlechte Gewohnheiten gehalten werden.

Die Krankheit beginnt meist mit einem Gefühl von Unsicherheit und leichter Ermüdbarkeit in bestimmten Gliedern. Nach kurzer Zeit stellen sich dann die charakteristischen Bewegungsstörungen ein, die in der Regel den Oberkörper, insbesondere die Arme und Hände, mehr betreffen. Sehr häufig überwiegen die Störungen auf einer Körperseite, selten bleiben sie ganz auf eine Körperhälfte beschränkt. Im Beginne treten die ungewollten Bewegungen, die die Krankheit kennzeichnen, manchmal ausschließlich im Zusammenhang mit gewollten Bewegungen auf, die sie begleiten (Mitbewegungen) oder unterbrechen. Später kommt es dann auch unabhängig von absichtlichen zu unwillkürlichen Bewegungen, die in schwereren Fällen sich zu einer ständigen Unruhe steigern und höchst mannigfaltiger Art sind — alle Glieder, auch Kopf und Rumpf, befallen können. Spreizen, Beugen und Strecken der Finger, ausfahrende Bewegungen der Arme sind am häufigsten, daneben Verdrehungen des Rumpfes, Grimassieren, Augenzwinkern, Herausstrecken der Zunge, seltener Rülpsen, Ausstoßen einzelner Worte u. dgl. Jede Bewegung kann durch das störende Dazwischentreten von Zuckungen erschwert oder unmöglich gemacht werden. Die Kranken stolpern und stürzen bei jedem Versuch zu gehen, die Sprache kann unter dem stoßweise erfolgenden Atmen leiden, das Essen durch Zuckungen der Schlundmuskulatur unmöglich werden. In schweren Fällen kommt es zu einem rücksichtslosen Umherschleudern der Extremitäten und des ganzen Körpers (Folie musculaire), das von unartikuliertem Schreien, von Pfauchen, Schnalzen begleitet sein kann und bei dem sich die Kranken, wenn sie nicht genügend geschützt werden, schwere

Verletzungen zuziehen können. Durch die Störung der Nahrungsaufnahme und des Schlafes kann es in schweren Fällen zu hoch-
gradiger Entkräftung kommen, die auch den Tod herbeiführen
kann. In leichteren Fällen, die glücklicherweise die Mehrzahl
bilden, pflegen die Zuckungen im Schlafe zu sistieren; Aufregungen
und der Versuch, sie zu unterdrücken, steigern die Zuckungen.
Meist findet sich eine beträchtliche Erschlaffung der Muskulatur,
manchmal Störungen der Hautempfindung, Anfälle von Kribbeln,
von Taubheitsgefühl u. dgl. Vorübergehende Schmerzen sind
häufig, andauernde sehr selten.

Auf psychischem Gebiete finden sich sehr verschiedenartige
Störungen, Stimmungsanomalien, Reizbarkeit, Schreckhaftigkeit,
bald weinerlich-traurige, bald heiter-zornige Verstimmungen, die oft
rasch wechseln, Zerstreutheit, Konzentrationsunfähigkeit, Unfähigkeit zur Arbeit, Hemmung des Denkens und der Bewegungsantriebe.
In schwereren Fällen kommt es zu traumhaften Bewußtseins-
änderungen, zu Verwirrtheit, zu Sinnestäuschungen. Nicht selten
kommt es auf dem Boden einer ängstlichen Stimmungslage zu paranoiden Ideen; die Kranken fürchten, daß man ihnen etwas antun,
sie vergiften will u. dgl.

In der großen Mehrzahl der Fälle treten die körperlichen
und geistigen Störungen allmählich, in der Regel im Verlaufe
von 2—3 Monaten — es gibt hier nicht nur individuelle, sondern
auch endemische, an das zeitlich und örtlich gemeinsame Auftreten
der Erkrankung geknüpfte Unterschiede — zurück, oft überdauern
leichte psychische Störungen — Ermüdbarkeit, Reizbarkeit, Neigung
zu Stimmungsschwankungen — die körperlichen Symptome. Nicht
selten wiederholt sich die Krankheit bei demselben Individuum.
In etwa 3—5 % der Fälle führt die Krankheit im Kindesalter
— in späteren Jahren noch etwas häufiger — zum Tode.

Schreckwirkung, Kummer u. dgl. scheinen nicht selten bei
der Entstehung der Krankheit eine auslösende Rolle zu spielen.
Ziemlich häufig sind es nervöse Kinder, die von ihr befallen werden.
Differentialdiagnostisch können, namentlich im jugendlichen Alter,
gelegentlich hysterische Zuckungen in Betracht kommen, die das
Bild der Chorea imitieren können. Die Kenntnis der psychogenen
Entstehung und die Beeinflußbarkeit der Erscheinungen können
auf den richtigen Weg führen. Bei der Behandlung der Chorea
ist vor allem auf Ruhe Gewicht zu legen — von Medikamenten

ist Arsen oft sehr wirksam —; bei Schülern wird die Entfernung von der Schule schon mit Rücksicht auf die anderen Schüler — Gefahr hysterischer Epidemien — geboten sein.

Krankheiten infolge von Störungen der inneren Sekretion bestimmter Drüsen kommen verhältnismäßig häufig im Pubertätsalter zum Ausbruch. Die Basedowsche Krankheit beruht auf einer pathologischen Übersekretion der Schilddrüse (Thyreoidea). Zu ihren charakteristischen Erscheinungen gehört die Schwellung der Schilddrüse (Struma), das Glotzauge (Exophthalmus), das teils durch das Heraustreten der Augen aus den Augenhöhlen, teils durch eine Erweiterung der Lidspalte bedingt ist, und die Beschleunigung der Herztätigkeit (Tachykardie). Ferner besteht gewöhnlich starkes Zittern, häufig Schweißausbrüche, Verdauungsstörungen (Erbrechen und Diarrhöen), Abmagerung, Schlafstörung, schließlich Symptome von seiten der Augen, die nach ihren Entdeckern als das von Gräfesche, Stellwagsche und Möbiussche Symptom bezeichnet werden (Gräfe: Beim Senken des Blicks kann das Augenlid der Bewegung des Augapfels nicht folgen, die Lidbewegungen sind ruckweise und unvollständig. Stellwag: Seltener Lidschlag. Möbius: Unfähigkeit, beide Augen auf einen nahe gehaltenen Gegenstand einzustellen; das eine Auge weicht sehr bald nach außen ab). Auf psychischem Gebiete finden sich Labilität der Stimmung, Ablenkbarkeit, Zerstreutheit, geistige Unruhe, Erregbarkeit, nicht selten auch ausgesprochene Psychosen, häufig depressiver Natur. Doch sind schwerere psychische Störungen in der Pubertät selten. Überhaupt sind leichtere Fälle von Hyperthyreoidismus (Hyperfunktion der Thyreoidea), die sogenannten formes frustes des Basedow, in denen nur ein Teil der angeführten Symptome vorhanden ist, im jugendlichen Alter im Verhältnis zu den ausgebildeten Basedowformen häufiger als in späteren Jahren. (Die Differentialdiagnose der Formes frustes gegenüber nervösen Störungen, die nicht mit der Schilddrüse zusammenhängen, kann sehr schwierig sein.)

Das Hauptkontingent der Basedowerkrankungen liefert, wenigstens beim Weibe, das Alter von 15—30 Jahren. Das weibliche Geschlecht überwiegt in allen Lebensaltern um das Mehrfache. Die regionäre Verbreitung der Krankheit ist außerordentlich verschieden. Die Dauer der Krankheit beträgt meist Jahre, allerdings mit vielfachen Schwankungen in der Intensität. Ein tödlicher

Ausgang des Leidens ohne Auftreten komplizierender Krankheiten ist selten. In neuerer Zeit scheint in der Operation der Schilddrüse ein Verfahren gefunden worden zu sein, das in seinen Erfolgen den internen Behandlungsmethoden überlegen ist. Doch kommen auch bei innerer Behandlung eine nicht unbeträchtliche Zahl von Heilungen vor. Die Frage, ob und wann im einzelnen Falle operativ eingeschritten werden soll, ist zurzeit noch kontrovers.

Durch einen Ausfall der Schilddrüsenfunktion wird das Myxödem hervorgerufen. Dieses ist hauptsächlich durch eigentümliche Veränderungen der Haut — dick, trocken, „teigig" — charakterisiert. Dazu kommt eine Gewichtszunahme, Fetteinlagerungen in die Haut, Ausfall der Haare und der Augenbrauen. Auf psychischem Gebiete findet sich oft eine Verlangsamung der psychischen Funktionen, apathische Stimmung, Schlafsucht, ferner Psychosen verschiedenster Art. Auch von dieser Krankheit wird das weibliche Geschlecht viel häufiger betroffen. Setzt die Funktionsstörung der Schilddrüse schon in früher Kindheit ein, so kommt es zur Ausbildung eines mehr oder weniger hohen Grades von Schwachsinn und zu den bekannten körperlichen Bildern des Kretinismus. (Zwergwuchs mit eigentümlicher Gesichtsbildung — weit auseinanderstehende Augenhöhlen, eingesunkene Nase, wulstige Lippen —, myxödematöse Hautveränderungen, geringe Behaarung, mangelhafte Sexualentwicklung). Bei der Behandlung des Myxödems kommen in erster Reihe Schilddrüsenpräparate in Betracht. Auch beim Kretinismus wurden mit solchen Präparaten günstige Erfolge erzielt (v. Wagner).

Mit Störungen der inneren Sekretion verschiedener Organe (Keimdrüse, Schilddrüse usw.) wird auch ein Teil jener Zustandsbilder in Zusammenhang gebracht, die man als ein Stehenbleiben der körperlichen und eventuell auch der geistigen Entwicklung zur Zeit der Pubertät auffaßt und als Infantilismus bezeichnet. (Ein Teil dieser Zustandsbilder wird auf allgemeine Ernährungsstörungen, durch hereditäre Lues oder dgl., zurückgeführt.) Zwergwuchs mit normalen Proportionen (Erwachsene „en miniature") oder Skelettveränderungen kindlicher Art (großer Kopf, langer Rumpf, kurze Beine u. dgl.) oder Neigung zu Gigantismus als Folge des Erhaltenbleibens der kindlichen Wachstumsfähigkeit, verbunden mit Zurückbleiben in der Geschlechtsentwicklung, können sich mit psychischen Defekten aller Art (psychischer Trägheit und Stumpfheit, Unselbständigkeit, Ermüdbarkeit, Aufmerksamkeitsstörungen, Oberflächlichkeit des Urteils, labiler Stimmungslage, kindlicher Willensschwäche und großer Beeinflußbarkeit) vereinigen. Nach ätiologischen Gesichtspunkten versucht man den Infantilismus in verschiedene Typen (Dysthyreoidismus, Dysgenitalismus, Infantilismus dystrophicus usw.) einzuteilen.

Auf eine **Funktionsschädigung** der **Epithelkörperchen** (Nebenschilddrüsen) wird die **Tetanie** zurückgeführt. Sie ist durch **tonische Krämpfe** charakterisiert, die anfallsweise bei klarem Bewußtsein auftreten und fast stets mit Schmerzen einhergehen. Mit Vorliebe betreffen sie bestimmte Muskeln der oberen Extremitäten, seltener der Beine und des Rumpfes, bisweilen auch Gesichtsmuskeln, Zwerchfell usw. In der Regel befallen sie beide Körperhälften. Die typische Stellung der krampfenden Hand ist die sogenannte „Geburtshelferhand": die Finger in den Grundgelenken gebeugt, in den übrigen Gelenken gestreckt, der Daumen eingezogen und fest gegen die anderen Finger gepreßt. Der Oberarm ist während des Krampfes meist an den Leib angezogen, das Ellbogengelenk mäßig gebeugt. Außer diesen spontan auftretenden Anfällen finden sich in den ausgeprägten Fällen von Tetanie noch folgende Erscheinungen. Das **Trousseausche Phänomen**: Durch Druck auf die Nervenstämme am Oberarm oder durch Umschnüren desselben mit einer Gummibinde (auch durch Kälte- oder Wärmereiz) können die typischen Krämpfe ausgelöst werden. Mitunter kann man auf diese Weise — durch Umschnürung eines Arms — das Auftreten des Krampfes auch im anderen Arme oder den übrigen von der Tetanie betroffenen Muskelgruppen hervorrufen. Auch an den unteren Extremitäten kann man gelegentlich durch starkes Emporheben des gestreckten Beines einen Krampf in den Wadenmuskeln und Zehenbeugern hervorrufen (Phänomen von H. Schlesinger). Das Phänomen von **Chvostek** sen.: An den peripheren Nerven, namentlich am Nervus facialis (Gesichtsnerven) findet sich eine Steigerung der mechanischen Erregbarkeit. Beklopft man mit einem Perkussionshammer den Fazialisstamm vor den äußeren Gehörgang oder unter dem Jochbogen, so tritt eine „blitzartige" Zuckung im Gebiete aller oder eines Teils der vom Gesichtsnerven versorgten Muskeln ein (Fazialisphänomen). Das **Erbsche Phänomen**: Erhöhung der elektrischen Erregbarkeit der motorischen (der Muskelbewegung dienenden) Nerven. Auch an den sensiblen (der Vermittlung der Empfindung dienenden) Nerven findet sich eine mechanische Übererregbarkeit — abnorme Empfindung beim Beklopfen des Nerven und starke Ausbreitung dieser Empfindung auf das vom Nerven versorgte Gebiet — sowie eine Übererregbarkeit für den galvanischen Strom (Hoffmannsches Symptom). Oft ist auch der Hörnerv (Nervus acusticus) übererregbar für den galvanischen Strom: Es tritt schon bei sehr geringen Strömen eine Klangempfindung auf (Phänomen von Chvostek jun.). Ferner finden sich fast stets, sei es dauernd, sei es anfallsweise — mit oder ohne Zusammenhang mit den Krämpfen — Empfindungsstörungen, namentlich in den oberen Extremitäten, Kribbeln, Ameisenlaufen, dumpfes Gefühl in den Fingern u. dgl., sowie sogenannte trophische Störungen der vom äußeren Keimblatt abstammenden (ektodermalen) Gebilde: Brüchigwerden und Abfallen der Nägel, Ausfall der Haare, Starbildung, bei Kindern Schmelzdefekte an den Zähnen — hauptsächlich quergestellte Riffen und Löcher —, die ein dauerndes Anzeichen einer überstandenen Tetanie bilden können. Auch Knochenatrophie (der Knochen stammt nicht vom Ektoderm) wurde beobachtet (Schüller). Manche der aufgezählten Symptome, namentlich häufig das Fazialisphänomen, kommen isoliert vor. Ob sie dann als Zeichen einer latenten Tetanie oder nur als Symptom allgemeiner nervöser Veranlagung aufzufassen sind, ist strittig.

. Die Tetanie kommt hauptsächlich in den ersten Kinderjahren und später auffällig häufig zwischen dem 15. und 25., namentlich aber zwischen dem 17. und 20. Lebensjahre, vor. Mit besonderer Vorliebe werden Schneider und Schuster betroffen (daher auch der Name „Schusterkrampf"). Als auslösende Momente für die Entstehung der Krankheit sowie für das Auftreten einzelner Anfälle scheinen Erregungen, Traumen, Infektionskrankheiten eine Rolle zu spielen. Namentlich finden sich häufig Magendarmstörungen (früher vielfach als Ursache der Krankheit aufgefaßt). Verhältnismäßig oft kommt die Krankheit während der Schwangerschaft und im Wochenbett zum Ausbruch. (Die nach Kropfoperationen auftretende Tetanie, die auf eine Verletzung oder Entfernung von Epithelkörperchen zurückzuführen ist, bot den Ausgangspunkt für zahlreiche experimentelle Arbeiten — Schiff, v. Wagner, Horsley, v. Eiselsberg — und für die Erkenntnis der Ursache des Leidens.) Ihre größte Häufigkeit zeigt die Tetanie in der Zeit vom Januar bis Mitte April, insbesondere im Monat März. Neurasthenische Symptome finden sich bei der Tetanie häufig; selten sind ausgesprochene Psychosen (v. Frankl-Hochwart), meist vom Typus der Amentia. In einer nicht ganz geringen Zahl von Beobachtungen kommt es bei der Tetanie zum Auftreten einzelner epileptischer Anfälle oder sogar einer chronischen Epilepsie, die von manchen Autoren in einzelnen Fällen direkt auf das Tetaniegift zurückgeführt wird. Der Verlauf der Tetanie ist sehr verschieden. Verhältnismäßig selten ist ein völliges Schwinden aller aufgezählten Symptome. Aber auch die stete Wiederkehr der Anfälle durch lange Zeitperioden ist selten. Am häufigsten ist ein sogenanntes chronisch exazerbierendes Auftreten, bei welchem die Krämpfe in gewissen Zeitabschnitten, besonders in der erwähnten Prädilektionsjahreszeit, vorkommen, andererseits aber lange anfallsfreie Intervalle bestehen, in denen sich einzelne der angeführten Symptome durch die klinische Untersuchung nachweisen lassen (tetanoide Zustände, latente Tetanie). Der Behandlung der Tetanie wurde in letzter Zeit durch die Überpflanzung lebensfähiger, von einem andern Lebenden stammender oder frisch von der Leiche gewonnener Epithelkörperchen ein neuer, anscheinend erfolgreicher Weg gewiesen. (Die Verabreichung von Epithelkörperchensubstanz hatte keine wesentlichen Erfolge zu verzeichnen.)

Auf einige Krankheitsbilder, die sich auf Störungen anderer Drüsen mit innerer Sekretion zurückführen lassen, sei hier nur ganz kurz hingewiesen. Störungen der Funktion der Hypophyse (einer an der Basis des Gehirns diesem anhängenden Drüse) können einerseits zur Entstehung der sogenannten Akromegalie (einer Form von Riesenwuchs), andererseits der sogenannten Dystrophia adiposo-genitalis (Fettsucht, Entwicklungshemmung oder Rückbildung der Geschlechtsorgane und der sekundären Geschlechtsmerkmale in Verbindung mit anderen trophischen Störungen), Veranlassung geben. Funktionsstörungen der Nebennieren können mit verschiedenen Störungen von seiten des Geschlechtsapparates einhergehen; Erkrankungen derselben, meist tuberkulöser Natur, können zu der fast stets tödlich verlaufenden Addisonschen Krankheit führen. Schließlich wäre noch der sogenannte Status thymico-lymphaticus zu erwähnen, eine Konstitutionsanomalie, die durch eine Vergrößerung der Thymusdrüse (Bries) und der

Lymphdrüsen charakterisiert ist, die gewöhnlich keine ausgesprochenen Krankheitserscheinungen hervorruft, aber eine besondere Gefährdung beim Auftreten von Infektions- oder anderen körperlichen Krankheiten und bei Operationen bedingt, namentlich häufig Narkosetod verursacht.

Unter den von außen in den Körper eingeführten Giften, die nervöse und psychische Störungen nach sich ziehen, kommt hauptsächlich der Alkohol in Betracht. Daß sich die „Sucht" nach Alkohol bei psychopathischen Persönlichkeiten schon in der Jugend findet, wurde bereits erwähnt. Schwere Formen des Alkoholismus, die sich wohl in den meisten Fällen auf dem Boden einer psychopathischen Veranlagung entwickeln, sind im jugendlichen Alter selten. Gelegentlich aber finden sich die meisten bekannten alkoholischen Störungen, die akuten Psychosen — Delirium tremens und Alkoholhalluzinose — ebenso wie der chronische Alkoholismus.

Das Delirium tremens (Säuferwahnsinn) geht mit einer mehr oder weniger starken und vielfach schwankenden Bewußtseinstrübung und Unfähigkeit sich zu orientieren einher und ist durch massenhafte, namentlich optische Sinnestäuschungen — insbesondere allerhand Tiervisionen —, oft auch durch große Angst und Betätigungsdrang, ferner durch körperliche Störungen, Schlaflosigkeit, Schweiß, Zittern, gelegentlich epileptische Anfälle, charakterisiert. Bei der Alkoholhalluzinose (halluzinatorischer Wahnsinn der Trinker, akute alkoholistische Paranoia) kommt es zu zahlreichen Gehörstäuschungen und zu einer raschen Entwicklung eines zusammenhängenden Verfolgungswahnes bei gut erhaltenem Bewußtsein. (Die Fälle sind im jugendlichen Alter äußerst selten. Rittershaus beschrieb eine Erkrankung bei einem 11jährigen Knaben. In der Wiener psychiatrischen Klinik wurde in den letzten Jahren eine solche bei einem 17jährigen Knaben beobachtet.) Der chronische Alkoholismus führt zu einer Veränderung der Persönlichkeit. Alkoholiker werden geistig schwerfällig, stumpf, konzentrationsunfähig, willensschwach. Sie werden egoistisch, schamlos, meist sehr reizbar und — namentlich unter akuter Alkoholwirkung — brutal. Häufig gefallen sie sich dabei noch in süßlich-sentimentaler Gefühlsduselei. Manche zeigen den bekannten Säuferhumor. Auf körperlichem Gebiete finden sich gleichfalls allerhand Störungen: Wadenkrämpfe, Schlafstörung, Magenbeschwerden,

Zittern, Druckempfindlichkeit der Nervenstämme, eventuell ausgesprochen Nervenentzündungen usw.

Leichtere Störungen infolge von Alkoholmißbrauch sind in der Jugend nicht selten und wurden teilweise schon an anderen Stellen erwähnt. Dauernde Zufuhr auch relativ geringer Alkoholmengen setzt die Leistungsfähigkeit, namentlich junger Menschen, unzweifelhaft herab. Mäßige Alkoholexzesse können die ohnehin große Beeinflußbarkeit der Jugendlichen steigern, ihre Sexualität erregen, ihre ohnehin noch schwachen Hemmungen gegenüber verbrecherischen Antrieben zum Schwinden bringen. Beim sozialen Verfall abnormer Persönlichkeiten spielt der Alkohol oft eine bedeutende Rolle. Auf das Vorkommen von pathologischen Rauschzuständen, besonders bei Psychopathen und Epileptikern, wurde bereits hingewiesen.

Andere „Suchten" als der Alkoholismus (Morphinismus, Kokainismus) werden in der Pubertät kaum beobachtet. Die Wirkungen anderer Gifte — wie Blei, Kohlenoxyd — sind in der Pubertät selten und weisen in ihr keine Besonderheiten auf. Erwähnt sei die Beobachtung einer Tabakpsychose bei einem 13jährigen Knaben (Beobachtung von Pel), der Tabakstaub in einer Zigarrenfabrik einzuatmen hatte und außerdem 10—20 Zigarren täglich rauchte. Er zeigte stark wechselnde Stimmung, besonders Neigung zu starker Depression, Unruhe, Schlaflosigkeit, Halluzinationen, Gedächtnisschwäche, daneben leichte Schmerzhaftigkeit der Wadenmuskulatur und zeitweise schwere Auslösbarkeit der Kniesehnenreflexe. Leichtere nervöse Störungen treten nicht selten im Gefolge des Rauchens auf.

Schließlich haben wir uns noch kurz mit Störungen zu beschäftigen, die bei grob organischen Erkrankungen des Gehirns auftreten. Die Störungen bei Herderkrankungen des Gehirns, Blutungen, Erweichungen, Abszesse, Geschwülste u. dgl., ebenso bei der tuberkulösen Meningitis (Gehirnhautentzündung) und den sonstigen Meningitisformen haben für die Pubertätszeit keine spezielle Bedeutung. Eine verhältnismäßig häufig im Entwicklungsalter einsetzende Krankheit ist die multiple Sklerose — vielfache Herde im Gehirn und Rückenmark —, die neben vorwiegend körperlichen Symptomen (Lähmungen, Spannungserscheinungen, Zittern bei beabsichtigten Bewegungen (Intentionstremor), Nystagmus (Augenzittern), skandierende Sprache und manches andere) meist auch leichte psychische Störungen (Reizbarkeit, Stimmungswechsel, auch leichte psychische Schwäche) produziert.

Eine Besprechung verdient die Bedeutung der angeborenen Syphilis für das Pubertätsalter. Sie kann sich in einer mehr oder weniger hochgradigen geistigen Schwäche, in Infantilismus, in psychopathischen Störungen geltend machen, kann epileptische Erscheinungen hervorrufen, kann schließlich, worauf Kraepelin hinwies, gegen Ende der Pubertät zur Entwicklung paranoider Zustandsbilder mit Gehörstäuschungen und Verfolgungsideen führen, deren Abgrenzung gegenüber der Dementia praecox außerordentlich schwierig ist. Ihre Diagnose ist, ebenso wie die Zurückführung von Schwachsinnsformen und psychopathischen Störungen auf hereditäre Lues, nur mit Hilfe der körperlichen Symptome — positiver Ausfall der Wassermannschen Reaktion im Blute, gewisse Veränderungen der Zerebrospinalflüssigkeit (s. später) — mit einer gewissen Wahrscheinlichkeit möglich.

Eine größere Bedeutung kommt einer anderen Folgekrankheit der hereditären Syphilis zu, deren Diagnose mit größter Sicherheit zu stellen ist, der Jugendform der progressiven Paralyse (bei Laien als „Gehirnerweichung" bekannt), der sogenannten juvenilen Paralyse. (Die syphilitische Natur der Paralyse ist neuestens sichergestellt, seitdem es gelungen ist, im Gehirn von Paralytikern den Erreger der Syphilis, die Spirochaeta pallida, nachzuweisen (Noguchi), und Kaninchen mit Blut, Gehirnmasse und Zerebrospinalflüssigkeit von Paralytikern syphilitisch zu infizieren.)

Die juvenile Paralyse kommt in der Regel in den ersten Jahren der Pubertät, selten in den letzten Kinderjahren zum Ausbruch — verhältnismäßig häufig bei jungen Menschen mit infantilistischem Habitus und psychopathischen Störungen — und führt ebenso wie die Paralyse der Erwachsenen zu schwerster allgemeiner Verblödung und meist innerhalb weniger Jahre zum Tode. Im Gegensatze zur Paralyse der Erwachsenen, die durch die außerordentliche Mannigfaltigkeit ihrer Formen ausgezeichnet ist, scheint die jugendlich Paralyse meist mehr einförmig zu verlaufen, indem Sinnestäuschungen, Größenideen, hypochondrische und andere Wahnvorstellungen in ihrem Bilde meist fehlen, die einfache progressive Verblödung dagegen im Vordergrunde steht (demente Form der Paralyse). Die Kranken werden teilnahmslos, stumpf, träge in ihren Bewegungen, ihr Gedächtnis nimmt ab, sie verlieren schließlich die einfachsten Kenntnisse aus der Schule und aus ihrem Handwerk, werden unreinlich, kommen körperlich herunter. Nicht selten sind Erregungszustände, Anfälle von Angst mit Schreien und Umherlaufen, ferner Reizbarkeit, Stimmungswechsel.

Auf körperlichem Gebiete finden sich dieselben Erscheinungen wie bei den Erwachsenen: Störungen der Sprache (Verlangsamung, Silbenstolpern, Verwaschenheit, Lallen), Lichtstarre der Pupillen bei erhaltener Verengerung beim Sehen in die Nähe (reflektorische Pupillenstarre, Argyll-Robertsonsches Phänomen), Zittern im Gesichte und in der Zunge, Steigerung der Kniesehnenreflexe, Kontrakturen (Spannungszustände) der Muskulatur, Gehstörung. Krampfanfälle scheinen etwas häufiger zu sein als bei Erwachsenen. Die Wassermannsche Reaktion im Blutserum ist fast stets positiv, desgleichen in der Zerebrospinalflüssigkeit (Flüssigkeit, die das Gehirn und Rückenmark umspült). In der letzteren findet sich auch eine Vermehrung des normalen Eiweißgehaltes und der Zellelemente. Pathologisch-anatomisch bietet die Paralyse ein, namentlich dank den Untersuchungen von Nißl und Alzheimer scharf umgrenztes Krankheitsbild.

Im Gegensatz zum Verhalten bei den Erwachsenen, bei denen der Anteil der Männer an der Paralyse den der Frauen um ein Mehrfaches übersteigt, sind die Geschlechter an der juvenilen Paralyse in etwa gleichem Maße beteiligt. Die Prognose der Paralyse ist ungünstig. Bei der Schwere der Erkrankung nicht zu unterschätzende Erfolge bringt die durch von Wagner inaugurierte Fieberbehandlung (Kombination von Tuberkulin- und Quecksilberinjektionen), welche verhältnismäßig oft das Auftreten mehr oder weniger bedeutender, mitunter zu voller Arbeitsfähigkeit führender, kürzer oder länger dauernder Besserungen (sog. Remissionen) begünstigt oder hervorruft.